Walb/Heintze
Original Haysche Trenn-Kost

Original Haysche Trenn-Kost

Nach Dr. Hay und Dr. Walb

Überarbeitet von Dr. med. Thomas Heintze und
Dr. med. Monika Heintze

Mit Rezepten von Ilse Walb

Mit 1 Klapptafel und 6 Abbildungen

43., überarbeitete Auflage

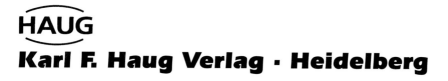

Karl F. Haug Verlag · Heidelberg

Die Deutsche Bibliothek – CIP-Einheitsaufnahme

Original Haysche Trenn-Kost : nach Dr. Hay und Dr. Walb ; [mit Diabetikeranhang] / überarb.
von Thomas Heintze und Monika Heintze. Mit Rezepten von Ilse Walb.
[Ludwig und Ilse Walb ...]. – 43., überarb. Aufl., 2. Nachdr. – Heidelberg : Haug, 1994

  (Ernährung, Diätetik)
  ISBN 3-7760-1254-4

NE: Heintze, Thomas; Heintze, Monika; Walb, Ilse; Walb, Ludwig [Begr.]

© 1957 Karl F. Haug Verlag, Ulm/Donau

Alle Rechte, insbesondere die der Übersetzung in fremde Sprachen, vorbehalten. Kein Teil dieses Buches darf ohne schriftliche Genehmigung des Verlages in irgendeiner Form – durch Photo-
kopie, Mikrofilm oder irgendein anderes Verfahren – reproduziert oder in eine von Maschinen,
insbesondere von Datenverarbeitungsmaschinen, verwendbare Sprache übertragen oder übersetzt werden.
All rights reserved (including those of translation into foreign languages). No part of this book
may be reproduced in any form – by photoprint, microfilm, or any other means – nor transmitted
or translated into a machine language without written permission from the publishers.
17. Auflage 1967 bis 42. Auflage 1991 – Karl F. Haug Verlag GmbH & Co., Heidelberg
43. Auflage 1991

2. Nachdruck · 737,5–797,5 Tausend · 1994

Titel-Nr. 2254 · ISBN 3-7760-1254-4
Gesamtherstellung: Progressdruck GmbH, Speyer
Von diesem Buch sind folgende fremdsprachigen Ausgaben erschienen: Dänisch (1981), Englisch
(1983), Französisch (1982), Italienisch (1981), Portugiesisch (1983).

Inhalt

Vorwort	9
Dank für Mitarbeit	10

Das Vermächtnis von Dr. Hay 11

Die große Krankheit – die Müdigkeit 12
Über die Angst 13
Familienkrankheiten 14
Von den Ursachen der inneren Krankheiten 14
Säugling und Kleinkind 17
Über den Sport 18
Trenn-Kost und Gewichtsverlust 18
Die Wirkung der Nahrung auf den Geist 19
Stoffwechselvorgänge und Ernährung 21

Die Haysche Trenn-Kost 27

Die Zusammensetzung der Nahrung
nach Hay und Walb (Klapptafel) .... nach Seite 32

Grundregeln zur Hayschen Trenn-Kost 33

Beispiel einer durchschnittlichen Tagesverpflegung 37
Tagesmenüvorschlag 39
Menüvorschläge für eine Woche 40
Menüvorschläge für die vegetarische Küche 42

Rezeptteil 43

Einige Hinweise zu den Rezepten 43
Suppen 47
Gemüse 49
Eiweißmahlzeiten 53
Kohlenhydratmahlzeiten 59
Grundrezept für Aufläufe 59
Kartoffelspeisen 59
Mehlspeisen 63
Reisgerichte 67
Nudelgerichte 69
Gebäck 71
Soßen-Mayonnaisen 73

Brotaufstriche 75
Desserts zu Eiweißmahlzeiten 77
Desserts zu Kohlenhydratmahlzeiten 79
Müsli 81
Keimen von Getreide 83
Salate zu Eiweißmahlzeiten 85
Gewürze und Kräuter 87

Für Diabetiker 89

Gleichwertigkeitstabelle 92
Tagesbeispiel einer Diabeteskost 95

Dr. Walb berichtet aus Klinik und Praxis 99
Erläuterungen zum Elektroneural-Somatogramm nach Croon 107

Literatur 117

Klinikanschrift 119

Verwendete Abkürzungen 119

Ernährungsbedingte Krankheiten verursachen 53 % aller Todesfälle. Die Kosten für die Behandlung ernährungsabhängiger Krankheiten liegen bei jährlich 42 Mrd. DM, bei Gesamtausgaben im Gesundheitswesen von derzeit etwa 200 Mrd. DM pro Jahr in der Bundesrepublik Deutschland (1988).

Vorwort

Viele Jahrtausendelang mußten sich die Menschen die tägliche Nahrung hart erarbeiten. Diese war sehr karg, aber gesund, weil naturbelassen. Sie war nicht denaturiert, nicht geschönt, nicht gebleicht, nicht „veredelt", nicht verfeinert. Nach Einführung der Dampfmaschine waren die Menschen fasziniert von der Vorstellung: Kohle rein, Kraft raus. Diese Vorstellung wurde auf die Ernährung übertragen. Wichtig erschien, wieviel Energie ein Lebensmittel enthielt. Die Ernährungslehre mit der Lehre von den Kalorien wurde geboren.

Eine Kalorie ist die Wärmemenge, die man braucht, um ein Gramm reines Wasser von 14,5 Grad auf 15,5 Grad Celsius zu erwärmen.

Mit wachsendem Wohlstand haben dann die industriell und in großen Massen erzeugten Nahrungsmittel zwar dazu geführt, daß sich die Menschen ohne Schwierigkeiten sattessen konnten, aber als Folge davon ging auch der Hungerinstinkt verloren.

Heute essen in den „entwickelten" Ländern die Menschen zu oft, zu schnell, zuviel, zuviel Fett, zuviel Eiweiß wie z. B. Fleisch und zuviel konzentrierte Kohlenhydrate. Die Nahrung ist denaturiert, entwertet, wertvoller Vitalstoffe beraubt. Dazu kommen die nicht mehr naturgemäße Lebensordnung infolge Reizüberflutung, Bewegungsarmut, Genußmittelmißbrauch und der Verlust geistig-seelischer Werte. Aus alledem, insbesondere aber aus der Fehlernährung, ergeben sich die sogenannten Zivilisationskrankheiten. Die von falscher, denaturierter Ernährung ausgehenden Störungen sind heute ungeheuerlich. Deshalb ist es dringend geboten, zu einer naturgemäßen, gesunden Ernährung zurückzufinden. Der Weg dorthin wird in diesem Buch beschrieben. Die Haysche Trenn-Kost als eine Form der Vollwertkost ist leicht zu verstehen und ebenso leicht durchzuführen (auch im Restaurant), dazu vielseitig und schmackhaft.

Homberg/Ohm, im Frühjahr 1990   *Dr. med. Thomas Heintze*
                                                   Dr. med. Monika Heintze

Dank für Mitarbeit

Die Erweiterung des Rezeptteiles für die vorliegende Auflage erfolgte mit vereinten Kräften.

So danken wir den Köchinnen unseres Hauses Frau Gretel Dickel, Frau Anna Heilmann, Frau Bianca Oehlschläger und Frau Irmtraud Weyl für ihre beliebten und bewährten Rezepte.

Ebenso sind wir den Trennkost-Buchautorinnen Frau Erwina Lidolt und Frau Ursula Summ für ihre Unterstützung zu Dank verpflichtet. Frau Ursula Paschen, Frau Ruth Knögel, Frau Barbara Böttner, Frau Inge Heller und Frau Rosi Buchholzer bereicherten den Rezeptteil unseres Buches mit eigenen, erprobten Rezepten.

Frau Selma Edith Lienert hat die mühevolle Arbeit des Sammelns, Sichtens und Gestaltens der neuen Rezepte übernommen.

Dank für wichtige Hinweise zur Pathophysiologie gebührt Herrn Dr. Dieter Walb, Internist/Nephrologe an der Deutschen Klinik für Diagnostik, Wiesbaden.

Das Vermächtnis von Dr. Hay

Der amerikanische Arzt Dr. Howard Hay litt an einer als unheilbar geltenden Krankheit, der Brightschen Nierenerkrankung, für deren Verlauf eine Eiweißausscheidung charakteristisch ist.

Während seiner Krankheit war er auf die Schriften von Robert MacCarrison gestoßen, der, in Indien stationiert, die natürlichen Heilungskräfte bei unzivilisierten Völkern im Himalaya beobachtet hatte. Dabei bemerkte er, daß diese die gängigen Zivilisationskrankheiten wie Blinddarmreizungen, Magengeschwüre, Gallensteine, Verstopfung, Dickdarmentzündungen, Gicht, Asthma und Rheuma nicht kannten. Den Grund für ihre Vitalität und Gesundheit fand er in ihrer natürlichen Ernährung und Lebensweise. Sie nahmen ausschließlich naturbelassene Nahrung zu sich, wie Gemüse, Früchte, Nüsse, Brot aus vollem Korn, Milch und Käse. Ihre tägliche Feldarbeit sorgte für ausreichend regelmäßige Bewegung. Dadurch sah sich Hay in seiner Überzeugung bestätigt:

Die einzig wahre Behandlung aller Krankheiten ist die Verhinderung ihrer Ursachen.

Er heilte seine Erkrankung mit der Umstellung seiner Ernährung unter Berücksichtigung der chemischen Nahrungsgesetze. Hay nahm nur noch naturbelassene Nahrungsmittel zu sich und davon nur soviel, wie er zur Lebenserhaltung brauchte. Er erreichte eine vollständige Heilung und damit die Zurückgewinnung seiner Arbeitskraft. Seine wiedererlangte Gesundheit verließ ihn in den folgenden 27 Jahren nicht mehr. Er starb mit 71 Jahren an den Folgen eines Unfalls.

Die Ernährung wurde nun für Dr. Hay die Basis seiner Therapiekonzepte. In seinen Büchern „A new health era" (1933) und „How to be always well" entwickelte Hay seine Theorie, die er durch seine eigene Gesundung und die erfolgreiche Behandlung seiner Patienten bestätigt fand. Ein Organ benötigt zur optimalen Funktionstüchtigkeit gesunde Zellen. Hay folgerte, gesunde Zellen können nur durch richtige Ernährung aufgebaut werden. Wenn man die Bedeutung der Nahrung für den Zellaufbau voll erkannt habe und daraus die nötigen Konsequenzen ziehe, dann könne man langsam aus einem kranken einen gesünderen Körper aufbauen. Jeder Mensch habe folglich das Schicksal seiner Jugend und seines Alters in seiner eigenen Hand. Die nötige Konsequenz bestehe in einer bewußten Ernährungsumstellung. Diese Erkenntnis würde kaum Allgemeingut der Menschen werden, weil nicht jeder für eine geistige Einsicht bereit sei, aber viele würden sich freuen, wenn sie in der Lage wären, Völlegefühl und schlechtes Befinden zu verhindern, nachdem sie die Ursachen hierzu erkannt hätten. Man brauche deshalb auf keine der wirklichen Lebensfreuden zu verzichten, besonders nicht auf Tafelfreuden, denn die Nahrung könne noch viel genußreicher sein, wenn man nur die Grundbegriffe der Ernährung verstehen und die rechte Wahl in rechter Zusammenstellung treffen würde.

Aber man vergesse nicht!

Niemand kann für uns essen, niemand kann für uns verdauen.

Die große Krankheit – die Müdigkeit

„Amerika leidet an einer großen Krankheit", schreibt Hay, und zwar nicht nur deshalb, weil sie nahezu überall verbreitet ist, sondern weil ihre Auswirkungen gewaltig sind. Sie kostet Amerika mehr Geld als der Weltkrieg. Sie erzieht zur Unzufriedenheit und führt zu allen möglichen Krankheiten. Sie setzt die Tatkraft der Nation herab, stört persönliche und nationale Vorhaben aller Art und bleibt dennoch unerkannt, ungehindert, meist unbeobachtet. Wäre dieser Zustand seuchenhaft, wäre er quarantänefähig, könnte man ihm mit Operationen oder Medikamenten begegnen, dann würden große Anstrenungen gemacht, um dieses Gespenst zu vertreiben. Dieses Gespenst ist die Müdigkeit des Einzelnen wie die der Gesamtheit.
Es gibt zwei Arten von Müdigkeit: die eine ist physiologischer, die andere pathologischer Art. Die eine ist das natürliche Ergebnis geistiger oder körperlicher Anstrengung, der Warnruf der Natur, daß der Körper genug Energie verbraucht hat und ruhen muß, die andere ist eine Krankheit wie Blattern oder Tuberkulose. Sie rührt nicht von Anstrengungen her, denn wir spüren sie immer.
Um zu beweisen, daß diese pathologische Müdigkeit Selbstvergiftung und heilbar ist, machte Hay mit 18 Männern im Alter von 28 bis 55 Jahren folgenden Versuch: Er ordnete ihre Kost, beließ sie aber sonst bei ihren gewohnten Nahrungsmitteln. Als Standardprobe ihrer Leistungsfähigkeit wurden Kniebeugen kontrolliert, das heißt die Zahl der Aufrichtungen aus der Hocke zum aufrechten Stand. Voraussetzung war, daß die Versuchspersonen ihre Kniebeugen nur zu den Kontrollzeiten ausübten. Die 1. Woche ergab eine Besserung ihrer Leistungsfähigkeit von 50 %, am Ende der 4. Woche von 165 %.
Hay zieht daraus die Schlußfolgerung: „Es wird damit die unmittelbare Wirkung der Ordnung der Ernährung bewiesen, denn zweifellos ist diese ungewöhnliche Kraftsteigerung nur mit der Selbstentgiftung des Körpers zu erklären.

Ein Teil der Männer behielt diese Eßgewohnheiten bei, wodurch sie beruflich mehr leisteten und so mehr verdienten. So brachte geordnetes Essen nicht nur gesundheitliche, sondern auch finanzielle Vorteile. Wenn unsere medizinischen Fakultäten einmal diese Ernährungsform lehren würden, wäre viel erreicht. Solange das Medizinstudium sich nur mit der Pathologie – dem Nachweis der Krankheit – befaßt, solange wird die Wissenschaft sich mehr mit den Symptomen als mit den Ursachen einer Krankheit befassen. Viele teure diagnostische Apparate in den Kliniken würden überflüssig.

Über die Angst

Ißt der Mensch nach den biochemischen Gesetzen der Natur, braucht er keine Angst vor Krankheit zu haben, denn Angst ist Ursache und Ergebnis der Krankheit zugleich. Angst kann alle Funktionen lähmen, und ebenso kann Krankheit Angst erzeugen.

Angst ist eine psychologische Krankheitsursache. Noch häufiger ist Angst das Resultat der Krankheit, da Krankheit aller Art, ob leicht, ob schwer, Angst vor ihren Folgen verursachen kann. Ein Arzt, der 42 Jahre lang Äußerungen mit den geringsten Einzelheiten seiner Patienten gelauscht hat, bezweifelt nicht mehr, daß Gedanken über die Krankheit und die Abirrungen von der Gesundheit einen großen Raum in den Hirnen der Menschen einnehmen.

Die Angst hängt wie ein Damoklesschwert über den Menschen, denn was wir nicht verstehen, fürchten wir. Angst kann die Wangen momentan erblassen lassen und das Haar über Nacht bleichen.

Ebenso kann beständige Angst eine zunehmende Störwirkung auf alle Funktionen ausüben. Es ist wahr, wenn man sagt, daß das einzige, was man in der Welt zu fürchten habe, die Angst sei; es ist aber leider auch all zu wahr, daß unsere Angst nicht unberechtigt ist, wenn wir an die tägliche Vergiftung unseres Körpers denken.

Wieviel mehr kann ein Mensch leisten, der volles Vertrauen zu sich und seinen Fähigkeiten haben kann! In Angst zu leben, heißt unter Hemmungen zu leben, die erst nach Beseitigung voll erkannt werden. Wir lernen, körperlichen Schmerz zu ertragen, bis wir seine Anwesenheit fast vergessen; erst wenn wir von ihm erlöst sind, begreifen wir die Hemmungen, die er verursachte. Sind wir krank und müde, fürchten wir fast alles, was uns zu bedrohen scheint, und unsere Leistungsfähigkeit, Arbeits- und Lebensfreude leiden darunter, denn wir sind dadurch ohne die Würze des Lebens. Laufen unsere Körperfunktionen normal ab, dann sind wir freudig gestimmt. Wir sind unternehmungslustig, gewandt, treffen unsere Entschlüsse leicht und schnell.

Die Befreiung von der Angst liegt bei jedem selbst und bei seiner Lebensweise. Was schulden wir vor allem unseren Kindern, dem körperlichen Erbe, im Hinblick auf diese Tatsachen! Jeder Mann und jede Frau, die ohne eigene gute körperliche Grundlagen eine Familie zu gründen versuchen, fördern nicht die Entwicklung der nächsten Generation, sondern errichten ihren Kindern vielleicht ein Hindernis, dessen Überwindung deren Lebenskraft beansprucht. Die Erbschaft einer ausgezeichneten körperlichen Widerstandskraft ist für das Kind viel mehr wert als eine Millionenerbschaft. Unsere Erbanlagen bestimmen weitgehend unsere verschiedenen Krankheiten mit, doch unsere tatsächliche Erkrankung ist unsere eigene Angelegenheit.

Familienkrankheiten

Bestimmte Krankheiten kursieren als „Familienkrankheiten"; sie treffen hauptsächlich die weniger leistungsfähigen Organe. Ähnliche Eßgewohnheiten in der Familie sind aber ein Hauptfaktor für das Zustandekommen solcher leistungsunfähiger Organe. So verschieden unsere Krankheiten auch sein mögen, ererbt oder selbst erworben, so darf man nicht vergessen, daß sie im Grunde alle nur eine Ursache haben, die beseitigt werden muß, ehe wir den Rückweg zur Gesundheit antreten können. Wenn wir uns klar darüber werden, daß wir irgendwie, irgendwann einmal dafür zahlen müssen, weil wir die Naturgesetze verletzen, dann werden wir uns eher vor Übertretung hüten. Der Verstoß gegen Naturgesetze hat tiefgreifendere und weitgehendere Folgen als der Verstoß gegen vom Menschen geschaffene Gesetze. Es gibt da keine Ersatzstrafe durch Geldbuße, sondern jeder muß unweigerlich selbst die Strafe an seinem eigenen Körper abbüßen. Die Medizin im allgemeinen, wie die Chirurgie im besonderen, ist heute oft nichts anderes, als das Verriegeln der Stalltür, nachdem das Pferd gestohlen wurde. Ist es nicht besser, eine Krankheit wie das Stehlen des Pferdes zu verhindern?
Die Natur kennt keine Günstlinge. Sie behandelt ihre Kinder alle gleich. Der Unterschied im Befinden ist selbstverschuldeter Art. Wir sollten diese Schuld auf uns nehmen und um Besserung kämpfen. Auf jeden Fall sind wir verloren, wenn wir an unsere Niederlage glauben.

Von den Ursachen der inneren Krankheiten

Es bleibt unbestreitbare Tatsache, daß Krankheiten nur die unvollkommenen Gewebe ergreifen, und daß Krebs nie in einem gesunden Gewebe entsteht. Dasselbe kann von anderen Krankheiten gesagt werden. Der widerstandsfähige Körper ist Infektionen weniger ausgeliefert. Der Körper entartet nur, wenn er mit der steigenden Flut seiner Körperrückstände, den SÄUREEND-PRODUKTEN der Verdauung und den Giften nicht mehr fertig wird. Eine bestimmte Menge dieser Säureendprodukte entsteht als Ergebnis der Zersetzung der sterbenden Zellen, deren Rückstände sauren Charakter haben. Weitaus größere Rückstände entstehen durch den

zu großen Eiweißverbrauch

Der Durchschnittsamerikaner verbraucht 10mal so viel Eiweiß, wie zum Wiederaufbau benötigt wird. Das Eiweiß ist ein zu schlechter Brennstoff, um Kraft daraus zu ziehen, und es ist in jeder Hinsicht kostspielig. Essen wir nun mehr Eiweiß, als wir brauchen, was wird dann aus dem unverbrauchten Teil? Wenn wir nicht genug körperlich tätig sind, können die Reste nicht völlig verbrennen. Die Eiweißreste bleiben halb verbrannt im Körper zurück, sammeln sich hauptsächlich als Harnsalze an und verwandeln sich in Harnsäuren, Xanthin, Hypoxanthin, Kreatin, Kreatinin u. a., alles belastende Rückstände für unsere leiblichen und seelischen Funktionen. Das Übermaß an Eiweiß wirkt an erster Stelle als Ursache für frühe Erkrankungen. Körperlich Arbeitende werden mit den Rückständen eher fertig als Menschen mit sitzender Lebensweise.
Eine andere Ursache unserer Krankheiten ist zweifellos der

zu große Verbrauch von raffinierten und denaturierten Nahrungsmitteln wie Weißmehl, Zucker, raffinierte Stärke – und Zuckerformen aller Art.

Das sind Säurebildner im höchsten Grade, denn ihre Verbrennung hinterläßt Kohlensäure im Blut. Doch haben ihre Rückstände keinen so schädigenden oder vergiftenden Charakter wie die Eiweißgruppe. Ihre Hauptgefahr liegt darin, daß sie nicht genug basische Elemente im Körper zurücklassen und so den Säurezustand vorbereiten.
Die dritte Ursache für frühe Erkrankungen ist die

Mißachtung der Gesetze der Chemie, die die Verdauung der Nahrung regeln.

Würden diese Gesetze bei der Auswahl und erst recht bei der Zusammensetzung der Nahrung befolgt, so würde der Körper eine solche Regeneration erfahren, daß selbst die größten Skeptiker davon überzeugt würden:

Der Mensch ist, was er ißt!

Jeder Chemiker weiß, daß zur Stärkeverdauung erst der Speichel gebraucht wird. Seine Wirkung hängt aber von einem schwachen Ferment, dem Ptyalin, ab, das nur bei genügend vorhandenen Basen wirken kann. Ohne Basengrundlage gibt es keine Ptyalin-Wirkung auf Kohlenhydrate. Ißt man also das stärkehaltige Brot oder die gekochten Kartoffeln mit sauren Früchten zusammen, dann hat man die alkalischen Vorbedingungen beseitigt, von denen das Ptyalin abhängig ist. Es kann daher seine Aufgabe nicht erfüllen, und die Stärke kommt unverdaut in den Magen. Da es im Magen aber kein Ferment gibt, das auf die Stärke einwirken kann, bleibt sie unverdaut und gelangt in den Dünndarm, wo sie wieder nur unzureichend verdaut wird und bei Wärme und Feuchtigkeit dann gärt.

Die Verdauung der vorwiegend konzentriert eiweißhaltigen Nahrungsmittel, wie Fleisch, Fisch, Eier und Käse, hängt in erster Linie von der Wirkung des Pepsins im Magen ab. Da Pepsin nur bei vorhandener Säure arbeitet, so handeln wir falsch, wenn wir zu einer Eiweißmahlzeit reichlich Kohlenhydrate essen, denn die Stärkemehle verlangen Basen und die Eiweißstoffe verlangen Säuren. Der Magen kann nicht beides zur gleichen Zeit entwickeln, denn keine Flüssigkeit kann zur gleichen Zeit basisch und sauer sein, so wenig wie ein Zimmer zur gleichen Zeit hell und dunkel sein kann. Hätten wir nicht noch Alkalireserven im Körper, um die sich bildenden Säuren zu binden, so würden wir nicht lange genug leben, um unser Testament machen zu können. Die Säure ist im Körper unduldsam, und wenn sie sich bildet, müssen immer in den Zellen und Geweben freie Basen vorhanden sein, damit sich die Säure binden kann, sonst erleiden wir schweren Schaden. Darum können wir sagen, daß die funktionelle Aktivität im genauen Verhältnis zu unserer Alkalireserve steht. Alles, was unsere Basenreserven erschöpft, erschöpft auch unsere funktionelle Aktivität, was unsere Gesundheit bedeutet. Je weniger Säuren wir bilden, um so weniger Basen werden von der Reserve gebraucht und um so besser wird unser Körper funktionieren.

Das richtige Verhältnis von säurebildender zu basenbildender Nahrung beträgt 2 zu 8,

das heißt, daß nur der kleinste Teil unserer täglichen Nahrungsmittel aus Brot, Stärke, Fleisch, Eiern, Käse usw. bestehen sollte; und doch ißt man täg-

Von den Ursachen der inneren Krankheiten   17

lich umgekehrt. Die konzentrierte Nahrung überwiegt auf den meisten Tischen, zu Hause wie in den Gasthäusern. $^4/_5$ der täglichen Nahrung sollten aus Basenbildnern bestehen, aus möglichst rohen Gemüsen, Salaten, frischen Früchten u. ä. Mit diesen kann entweder Butter oder Milch kombiniert werden, weil die Milch weder Säuren noch Basen bildet. Milch verträgt sich nicht mit konzentrierten Nahrungsmitteln und sollte darum nur mit basenbildenden Salaten und Früchten genossen werden.

Säugling und Kleinkind

Jedes normal geborene Kind kann sich zu einem vollkommenen Erwachsenen entwickeln, wenn das Kind nach der Geburt richtig ernährt wird. Die Nahrung ist es, die den Zustand nach der Geburt weitgehend bestimmt und ob das Kind schon früh stirbt oder ein hohes Alter erreichen wird. Es hängen mehr Mangelerscheinungen bei Kindern von falscher Ernährung als von einer anderen Ursache ab, und zwar 1. von Überfütterung und unmöglicher Zusammensetzung der Nahrung, 2. von Zuführung denaturierter Stärke und Zucker vor der Zahnentwicklung. Diese bringen die Ernährung aus dem Gleichgewicht und verursachen sowohl Überfluß – als auch Mangelerscheinungen. Die Gewohnheit, denaturierte Stärkemehlnahrung zu geben, ehe die Zähne des Säuglings alle da sind, ist eine der Hauptursachen der häufigen Gärungsdyspepsien, an denen Kinder oft leiden. Die galligen Anfälle, die Appetitlosigkeit, das saure Aufstoßen, die Hautausschläge, die Reizbarkeit, das Bettnässen sind Anzeichen frühzeitiger Bildung von Säure. So ist das heranwachsende Kind schon mit 2 Jahren völlig übersäuert.

Muttermilch ist das Beste für den Säugling!

Wenn das Kind 6 Monate alt ist, kann man zerkleinertes Gemüse, zum Beispiel Spinat, Rüben, rote Rüben, Karotten, Sellerie, sogar Weißkraut, dazu geben. Das Gemüsepüree soll in kleinen Mengen gegeben werden; falls das Kind es gut verträgt, erhöht man bis zu einem oder sogar bis zu zwei Eßlöffel täglich in derselben Weise, wie man entsprechend dem Wachsen des Kindes die Milch vermehrt. Ebenso fügt man Früchte verschiedener Art hinzu, wie reife rohe Tomaten, die so gut wie Orangensaft sind. Geschälte Äpfel kann man frühzeitig geben, vielleicht so früh wie Gemüsepüree, aber Orangensaft sollte man vor allem nehmen wegen der wasserlöslichen Vitamine, die zum Wachstum und zur Entwicklung nötig sind.

Das Sonnenbad sollte nicht vernachlässigt werden. Man kann es täglich geben. Auch bei kaltem Wetter muß das Kleinkind, warm eingepackt, in die frische Luft und an die Sonne, um zu schlafen. Mit dem weiteren Wachsen ist alles, was für den Erwachsenen gut ist, auch für das Kind von über 2 Jahren gut, denn die Bedürfnisse sind dieselben.

Die Umschulung auf diese Trenn-Kost müßte beim Kleinkind anfangen; manche Kinder haben die Eßsitten ihrer Eltern korrigiert. Kalk und Silikate fehlen im raffinierten Mehl und sind dabei so wichtig für die Zähne. Wenn viele nach Vollkorn- oder Grahambrot fragen und nichtdenaturierte Nahrungsmittel verlangen, werden sich Gaststätten und Nahrungsmittelgewerbe auf diese Geschmacksrichtung einstellen. Die Trennung der Speisen kann man sich zum Beispiel im Hotel nach diesen Regeln selbst zusammenstellen.

Über den Sport

Die Menschen brauchen den Wechsel von Arbeit, Sport, Spiel und Ruhe, um innerlich rein zu bleiben. Jeder Sport ist bis zum Ermüdungspunkt segensvoll. Sport bis zur Übermüdung schadet, weil er unseren Vergiftungszustand verschlimmert, indem er noch mehr Säurerückstände in einem Körper, der mit diesen Substanzen bereits überladen ist, erzeugt. Durch allmählich gesteigerten Sport, der die Übermüdung verhindert, sollen wir die Kräfte stählen, so wie Milo aus der griechischen Sage jeden Tag ein kleines Kalb um das Stadion von Athen getragen haben soll. Mit dem Wachsen des Kalbes wurde auch Milos Fähigkeit, es zu tragen, größer und als es schon ein Bulle war, konnte er es immer noch um das Stadion tragen.

Wer zu seinem Sport Gewicht benötigt, richte immer seine Leistung auf die Hälfte oder nicht mehr als dreiviertel seiner gegenwärtigen Fähigkeit ein. Dadurch werden seine Kräfte und Ausdauer erhöht.

Trenn-Kost und Gewichtsverlust

Beginnt man als Erwachsener die Trenn-Kost, so gibt es dabei zuerst einen Gewichtsverlust, da der Körperhaushalt von den früheren Säureüberschüssen gereinigt wird. Aber das ist nur eine korrigierende Maßnahme, die der Körper durchmachen muß, ehe eine Besserung eintreten kann. Das letzte Ergebnis wird eine Gewichtszunahme bei Untergewichtigen und eine Gewichtsabnahme bei Fettleibigen sein. Die Neigung des Körpers geht immer nach dem Normalen, wenn der Säureüberschuß im Körper aufgehoben und die Funktion normal wird. Das ist ja auch ein inbrünstiger Wunsch der Dünnen und der Dicken; denn beide Zustände sind Bestätigung abnormer chemischer Körperzustände. Wenn für unser Empfinden die Sonne heller scheint, die Vögel süßer singen, der Tag ohne die täglichen Störungen vergeht, die frühere Ermüdung weicht, dann sind wir auf dem richtigen Wege.

Die Wirkung der Nahrung auf den Geist

Das Gehirn ist das große Reflexzentrum, von dem alle Nerven ausstrahlen, die die Bewegungen und Empfindungen kontrollieren. Und da das Gehirn in der Versorgung mit Blut und Sauerstoff vom Körper abhängig ist, so muß es auch von dem abhängig sein, was wir essen. Ein mit Säure beladenes Blut ist sicher nicht imstande, funktionelle Höchstleistungen zu vollbringen. Übersäuerung kann das Gehirn so belasten, daß ein klares Denken unmöglich ist, und selbst Zustände tiefer Schlafsucht kommen, wie wir oft feststellen, von chronischen Vergiftungserscheinungen. Die Kennzeichen der Schwächung des Gehirns sind langsames Denken, schlechte Urteilskraft, Gedächtnisschwäche, mangelndes Konzentrationsvermögen; und dieses letztere ist sicher eines der bezeichnendsten Merkmale. Einer der frappierendsten Fälle ist der des Prof. Rob. G. Jackson, der mit 49 Jahren an einer Schrumpfniere erkrankte. Er hatte Bluthochdruck, Arterienverkalkung, Doppelglaukom (grüner Star), Blutung in einem Augenhintergrund, wodurch er die Sehfähigkeit ganz verloren hatte, Neuritis und Arthritis, was ihn 5 Jahre zu einem Krüppel machte. Er beschritt den vorgeschriebenen Weg des Essens; das besserte seine Gesundheit von Jahr zu Jahr. Er kam mit 75 Jahren noch gut in Form, wurde muskulös und konnte jeden Tag 10 Meilen gehen, aufrecht wie ein Soldat, anstatt gebückt wie früher, und erreichte wieder vollkommene Sehfähigkeit. Die Geschichte Prof. Jacksons, der Professor an einer Hochschule in Philadelphia war, ist deshalb besonders bemerkenswert, weil er aus einer Familie stammte, in der das älteste Mitglied nur 43 Jahre alt wurde und alle an demselben Leiden dahinsiechten, von dem er selbst befallen war.

Geistesarbeiter sollen die Wirkung der Trenn-Kost mit Rücksicht auf ihr Studium und ihre Leistungsfähigkeit besonders beachten. (Verbesserte Eßgewohnheiten, ein zweckmäßiges und naturgemäßes Essen sollte man nicht Diät nennen.) An der Entsäuerung des Körpers nimmt auch das Gehirn teil. Die geistige Leistungsfähigkeit steigert sich. Wenn sich nach längerem Fasten der Körper von seinen Schlacken befreit hat, wird der Geist lebendiger. Einige der größten geistigen Taten sind bei längerem Fasten vollbracht worden, und ein hoher Grad geistiger Leistungsfähigkeit wurde nach dem Fasten lange Zeit beobachtet. Sicherlich wissen wir wenig von unseren geistigen Fähigkeiten, ehe wir nicht das Gehirn mit einem reinen Blutstrom versorgt haben.

Die alten Philosophen Griechenlands lehrten ihre Schüler zuerst die reine Diät und sie übten so strenge Enthaltsamkeit, daß daraus deutlich wird, welche Bedeutung sie diesen Maßnahmen für ihre Philosophie beigemessen haben. Epikur, Sokrates, Plato und andere legten viel Wert auf richtige Ernährung, ja sie betrachteten sie als die Grundbedingung für ihre Philosophie und sie erprobten, was sie predigten.

Die meisten wertvollen Dinge des Lebens, die Dinge, die andere geistig erhoben haben, die als große Werte jahrhundertelang bestanden, wurden von Menschen vollbracht, die ihr Werk vor eitle Vergnügungen stellten. Man wird unter allen diesen Großen keinen Schwelger finden. Schwelgen und klares Denken vertragen sich nicht.

Ernährung sollte eine Wissenschaft sein. Von ihr hängt so viel ab für Leistungsfähigkeit, Gesundheit, Glück, Vollendung, daß es zur frühzeitigen Gewöhnung an naturgemäße Ernährung genug Grund gibt. Das Wichtigste ist aber, das Ausmaß der Anhäufung von Säurerückständen im Körper zu beachten und festzustellen, wie weit sich der Körper dadurch von der normalen Leistungsfähigkeit entfernte. Dann ist es für die asthmatischen und tuberkulösen Patienten nicht mehr nötig, höhere und trockenere klimatische Zonen aufzusuchen, denn ihre Wiedergenesung ist eine Frage sorgfältiger Entgiftung und einer Ernährungskorrektur, die die Bildung von Säureendprodukten begrenzt.

Niemand kann für uns essen, niemand für uns verdauen, niemand kann unsere Nahrung aufnehmen, assimilieren und verwandeln, den Abfall ausscheiden, außer wir selbst; darum liegt die tägliche Körpererneuerung an uns und an niemand sonst in der Welt.

Sehr oft sind wir selbst schuldig, wenn wir uns nicht wohlfühlen. Die Gesundheit ist ein weitgehend kontrollierbarer Zustand. Wenn Körper und Geist in Übereinstimmung leben, erleichtert dies seelische Entwicklungen."

Stoffwechselvorgänge und Ernährung

Es ist beeindruckend, wie aktuell Hays Gedanken über Gesundheit und Ernährung heute noch sind.
Meine eigenen therapeutischen Erfahrungen, die ich über fast 40 Jahre in Praxis und Klinik machen konnte, bestätigen sie.
In den hochentwickelten Industrieländern sind die ernährungsbedingten Krankheiten wie Übergewicht, Herzinfarkte, erhöhter Blutdruck, Arteriosklerose usw. seit Beginn der Jahrhundertwende stark angestiegen. Die seuchenhaften Erkrankungen spielen gegenüber früheren Zeiten kaum noch eine Rolle. Dafür leiden und sterben die Menschen heute an Krankheiten, von denen man früher nicht sprach. Die meisten alten Menschen sterben an Gefäßkrankheiten, die heute als Seuche der Zivilisation bezeichnet werden.
In dem Buch „Wo stehen wir heute" sagt Frank Thies folgendes: „Über die Zunahme der Entartungskrankheiten wissen die Ärzte zu berichten: falsche Ernährung, wertlose Speisen, Verweichlichung des Körpers, Spirituosen, Drogen, chemische Hilfsmittel zur Aufputschung der Energie, Mangel an Sauerstoff, fehlende Abhärtung, man wandert nicht mehr, man fährt. Die Lebensgewohnheiten des Menschen haben sich den durch die Technik geschaffenen Bequemlichkeiten angeglichen und einen wahren Glaubensfanatismus an das Künstliche, Synthetische, Erfundene und Erdachte erzeugt. Die Verkünstlichung unserer Existenz dürfte schwer zu überbieten sein, dennoch wird man wahrscheinlich versuchen, sie noch weiter überbieten zu wollen, weil alles dahin drängt, der Natur zu beweisen, daß sie unrentabel und mit geringem Nutzeffekt arbeitet. Während es also einerseits gelang, gefährliche Epidemien zu beherrschen, sterben heute zahllose Menschen unseres Volkes bereits im besten und leistungsfähigsten Alter an Herzinfarkten und Bluthochdruck als Folge übermäßiger und falscher Ernährung." Das Bemühen, vorsichtiger zu leben, läßt sich an der großen Zahl von Bürgern erkennen, welche nach einer Diät leben. Die internationalen Möglichkeiten, essen zu können, was erreichbar ist und was gut schmeckt, verführen eher zu einem üppigen als zu einem eingeschränkten Essen. Erst durch Notwendigkeit und ärztliche Ratschläge wird eine Diät eingenommen, die man vielleicht zuvor belächelte.
Die Ärzte ihrerseits, die bis dahin oft wenig mit Diät zu tun hatten und sich nur oberflächlich damit befaßten, kommen nicht mehr umhin, ihre eigene oder die Ernährung ihrer Patienten zu korrigieren. Die Vielzahl der Diätformen ist verwirrend. Es gibt heute immerhin soviele Diäten wie Organe und Erkrankungen. An dieser Stelle nur eine kleine Auslese:
1. Diät bei Krankheiten des Magens und Darms
2. Diät bei Herzkrankheiten und Kreislaufstörungen
3. Diät bei Erkrankungen der Niere und der Harnwege

4. Diät mit roher und vegetarischer Kost
5. Diät für Gichtkranke
6. Diät bei Zuckerkrankheit
7. Diät bei Erkrankungen der Leber und der Gallenblase
8. Diät bei Fettsucht
9. Diät für den Säugling in gesunden und in kranken Tagen
10. Diät für Fieberkranke und Genesende (Schonkost)
11. Diät bei Rheumatismus, Migräne
12. Diät bei Asthma bronchiale und Lungenemphysem

Man kann diese Liste beliebig verlängern, von den Diäten zum Schlankwerden und von vielen anderen „Zweckdiäten" ganz zu schweigen. So bleibt auch dem Arzt nichts anderes übrig, als sich mit der Korrektur der allgemein üblichen Vollkost zu befassen, sei es nun prophylaktisch oder zu Heilmaßnahmen.

Der hastige Mensch ißt meist zuviel, zu schwer, zu oft und zu schnell. Erwin Baelz, der Leibarzt des japanischen Kaisers war, berichtete, daß seine Rikschafahrer mit einer Handvoll Reis ihn spielend über Berge und Höhen ans Ziel brachten, während ihre Leistung sehr schnell nachließ, als er sie mit Fleisch ernährte. Er folgerte daraus, daß die Leistung weitgehend von der Ernährung abhängt. Meerschweinchen, denen man die übliche Nahrung: Hafer, Karotten, Heu und Wasser nur gekocht verfütterte, gingen rasch zugrunde an Zahnfäule, Kieferverbiegung, Knochenerweichung und starben zum größten Teil an Krebs. Daraus sollte man die Schlußfolgerung ziehen, daß auch ein großer Teil der Nahrung in ungekochter Form genossen werden muß.

1. Eine Ernährung und Diät müßte also prinzipiell vollwertig sein, den Gesunden nicht überernähren und den Kranken nicht unterernähren.
2. Sie müßte durch genügend ungekochtes Gemüse ergänzt werden, denn einseitige Kochkost führt zu Mangelerkrankungen.

Gerade der chronisch Kranke muß häufig eine Diät jahrelang durchführen. Sie sollte den Kranken nicht schwächen, sondern ihm die Leistungsfähigkeit und Gesundheit nach Möglichkeit zurückbringen. Seine Diät müßte auch im Restaurant durchführbar sein und deshalb nicht zu sehr von der üblichen Kost abweichen. Diesen Grundsätzen entspricht die Haysche Trenn-Kost. Stören wir längere Zeit das Säuren-Basen-Gleichgewicht, entsteht eine Azidose oder Alkalose. Sander stellte fest, daß alle schweren Erkrankungen von einer latenten Azidose begleitet sind. Diabetes mellitus, Rheuma, Arthritis usw. sind einige Beispiele dafür. Hay sagt: „Wir erkranken, weil wir nicht die natürliche Widerstandskraft gegen Säurerückstände, Bazillen und Nervenerschöpfung haben." Amerikanische Forscher haben experimentell bewiesen, daß Stoffwechselfaktoren die antibakterielle Aktivität der Lunge hemmen. Alle Vorgänge sowohl der humoralen als auch der zellulären Abwehr werden

Stoffwechselvorgänge und Ernährung 23

durch den Ernährungszustand des Gesamtorganismus entscheidend beeinflußt. Die erste Stufe der Nutzbarmachung von Nahrungsmitteln, sowohl für die Energieproduktion als auch für andere Zwecke, besteht in einer hydrolytischen Spaltung der Makromoleküle des Nahrungsmittels zu kleinen Bausteinen. Proteine werden zu Aminosäuren, Kohlenhydrate zu Hexosen, Fette zu Glyzerin und Fettsäuren, Nukleinsäuren zu den entsprechenden Basen, Pentosen und Phosphaten abgebaut. Biologisch ausgedrückt werden die Nahrungsmittel durch die Verdauung löslich gemacht, eine Vorbedingung für die Resorption durch den Darm. Prozesse, die der Verdauung im Darm sehr ähnlich sind, kommen auch in den meisten Geweben vor, wenn Reservestoffe zur Energieproduktion mobilisiert werden, oder wenn geschädigte Gewebe der „Autolyse" unterliegen. Die Verdauung wird durch die kombinierte Tätigkeit vieler spezifischer Enzyme bewirkt, von denen jedes einzelne die Hydrolyse einer Verbindung oder einer Anzahl eng verwandter Verbindungen besorgt. Bei langdauernden Ernährungsfehlern, und damit chronisch chemischen Reizen, kann die Schleimhaut entarten.
Die Geschwindigkeit aller Stoffwechselleistungen in der Zelle wird durch den Zellkern primär gesteuert, einschließlich der Kernteilung und aller Wachstumsvorgänge. Die Enzymaktivität des Zellkerns ist nicht konstant, sondern sie variiert mit dem Alter der Zelle, und was außerdem wichtig ist – sie läßt sich durch äußere Einflüsse verändern. Es gibt keine Konstante des Zellkerns und seiner Bestandteile, der Chromosomen, der Gene, der Erbanlagen; sie alle sind im Laufe des Lebens durch äußere Einflüsse veränderlich.
Eine gesteuerte Nahrung könnte durch eine Beeinflussung des Zellmilieus die genetischen Strukturen des Zellkerns daher durchaus schützen. Bei der Krebsentstehung kommt erworbenen Veränderungen im genetischen Code der Zelle eine Schlüsselrolle zu.
Die Nukleinsäuren beanspruchen unter den Zellbestandteilen besonderes Interesse, da sie eine grundlegende Rolle bei der Zellteilung spielen, ebenso beim Wachstum und bei der Proteinsynthese.
In den kleinsten chemischen Fabriken, in den Mitochondrien, wird die Oxydation des Stoffwechsels zu Ende geführt und Energie in Form von Adenosintriphosphat gespeichert und damit mechanische Energie für die Muskelzellen und elektrische Energie für unsere Nervenzellen freigegeben. Das Leistungsvermögen der Niere, Ammoniak zu bilden, ist aber häufig durch den verminderten Kapillardruck bei dem geschädigten Kreislauf mehr oder minder herabgesetzt. Hierdurch kann es zu einer Übersäuerung und zu einem Absinken der Alkalireserve kommen. Bei der Untersuchung Rheumakranker, die sich mit der üblichen Mischkost ernährten, im Gegensatz zu denen, die Trenn-Kost zu sich nahmen, konnten wir durch Kontrolle des Säure-Basen-Haushaltes die bessere Stoffwechsellage der Patienten, die Trenn-Kost zu sich nahmen, chemisch nachweisen.

Der geordnete Ablauf der Lebensvorgänge, einschließlich normalen Wachstums, ist an die im Durchschnitt konstante Zusammensetzung des Blutes gebunden, die sich unter anderem darin äußert, daß die Anzahl der freien Wasserstoffionen (Säure-Basen-Status), ein gleichmäßiger osmotischer Druck (Isotonie) und die Zusammensetzung der Anionen und Kationen (Isoionie) vom gesunden Organismus genau überwacht und Änderungen dieser Stellgrößen sofort korrigiert werden.

Blattgrün und Hämoglobin unterscheiden sich nur durch ein Magnesiummolekül in der Strukturformel.

Selye und schweizer Forscher wiesen darauf hin, daß durch Ernährungsumstellung sklerotisch verdichtete und veränderte Gefäßwände sich normalisieren können.

Nach Krone aus dem Max-Planck-Institut ist absolut sichergestellt, daß durch Ernährung der Stoffwechsel der Zellen sowohl in einem negativen als auch in einem positiven Sinne geändert werden kann.

Herbert M. Shelton beschreibt in dem zweiten Band seines Buches „The Hygienic System" (Das Gesundheitssystem) die Arbeiten des Arztes Arthur Cason, deren Ergebnisse 1945 veröffentlicht wurden. Arthur Cason hatte mit seinen Mitarbeitern Experimente durchgeführt, die bewiesen, daß die Verdauung verzögert, ja sogar verhindert wird, wenn bei einer Mahlzeit Eiweiß und Kohlenhydrate in konzentrierter Form zusammen gegessen werden.

Er notierte die Verdauungsgeschwindigkeit und analysierte die Ausscheidungen bei Kontrolluntersuchungen. Dabei stellte er immer wieder fest, daß sich die Eiweißverdauung im Magen verzögerte, wenn zur gleichen Zeit stärkehaltige Nahrung aufgenommen wurde.

Das Ausmaß der Verzögerung war je nach Person und nach Art des verzehrten Eiweißes oder der verzehrten Stärke verschieden. Die Stuhluntersuchung zeigte eindeutig unverdaute Stärkekörnchen und ebenso unverdaute Eiweißstückchen, auch Fasern. Wurde bei einer Mahlzeit überwiegend Stärke oder überwiegend Eiweiß aufgenommen, waren im Stuhl keine unverdauten Stärkekörnchen und Eiweißstückchen. Damit hatte er bewiesen, daß die Nahrung bei richtiger Kombination vollständig abgebaut und vom Körper absorbiert und ausgewertet wird.

Alle nervösen, hormonalen und fermentativen Regulationsvorgänge sind von der normalen Zusammensetzung des Blutes abhängig, welches eine zentrale physiologische Bedeutung hat. Die heute in allen Kulturländern ganz allgemein übliche Nahrung bietet keine Gewähr für einen ausgeglichenen Blutchemismus als erste Voraussetzung eines guten Gesundheitszustandes. Bei dem Streß der heutigen Zeit, der Hast, die die Menschen selbst verursachen, spielt die sogenannte vegetative Dystonie eine weit größere Rolle als je zuvor. Diese wiederum bedingt Krankheiten und funktionelle Organstörungen, auch der Verdauungsorgane. Es wird darum auf die Dauer gesehen nicht gleichgültig sei, was und wie man ißt.

Nach Pischinger bilden Bindegewebe, Kapillaren, Lymphkapillaren und vegetatives Endnetz eine Funktionseinheit. Elektronenmikroskopische Untersuchungen ergaben, daß die vegetativen Endfasern nicht in der Zelle, sondern im Interzellularraum enden. So ist es auch erklärlich, daß bei Messungen der elektrischen Hautwiderstände nach Croon elektrische Veränderungen bei Patienten konstant und reproduzierbar nachweisbar sind, wenn sich die Stoffwechsellage ändert.

Die moderne Forschung an den Hochschulen schenkt diesen Beobachtungen immer mehr Interesse.

Entscheidend ist, daß wir möglichst die Nährstoffe in ihrem natürlichen Verband lassen. Die

Trenn-Kost

hat prophylaktische Eigenschaften, die Stoffwechsel und vegetatives Gleichgewicht günstig beeinflussen.

Sie unterstützt therapeutische und physikalische Maßnahmen und bietet in der Rehabilitation und in der Geriatrie eine gute Hilfe.

Bei Krankheitsformen, die medikamentös schwer oder gar nicht zu beeinflussen sind, kann es zu Besserung oder Heilung kommen, wenn man dem Körper eine Nahrung zuführt, die der Chemie des Körpers entspricht.

Bei Sportlern steigert Trenn-Kost die Leistung und verkürzt die Erholungsphasen.

Die Haysche Trenn-Kost

Hay stellt den Begriff der Übersäuerung in den Vordergrund seiner Überlegungen. Er gibt 4 Hauptgründe für diese Übersäuerung, die zur Krankheitsanfälligkeit führt, an:
1. die Verwendung von unnatürlichen Nahrungsmitteln
2. die Verwendung zu großer Mengen von konzentriertem Eiweiß und konzentrierten Kohlenhydraten
3. die verzögerte Verdauung
4. die falsche Zusammensetzung der Nahrungsmittel

Zu 1. Unnatürliche Nahrungsmittel sind zum Beispiel sterilisierte Nahrungsmittel wie Konserven und raffinierte Nahrungsmittel wie Weißmehl, weißer Zucker und polierter Reis.

Der Arzt Steiner ernährte Meerschweinchen mit ihrer gewohnten Nahrung (Heu, Karotten, Hafer, Wasser), die er jedoch kochte. Es stellten sich schwere Erkrankungen mit tödlichem Ausgang ein: Skorbut, Kropf, Blutarmut, Zahnfäule, Weichwerden der Zähne, so daß man sie mit der Schere abschneiden konnte, Verbiegungen des Kiefers, Entartungen der Speicheldrüsen, ein Teil bekam Lungenkrebs. Bei gekochter Nahrung gingen auch Affen an schwerem Siechtum zugrunde. 30 % der Versuchstiere starben an Magen- und Zwölffingerdarmgeschwüren. Füttert man Ratten mit Weißmehl und Wasser, gehen sie in kurzer Zeit ein, füttert man sie aber mit Vollkornmehl und Wasser, so gedeihen sie und bleiben am Leben, wie Kollath bewiesen hat. Wenn man nicht das ganze Getreidekorn verwendet, die Kleie dem Vieh verfüttert und fast nur Weißmehl oder geschälten Reis ißt, treten schwere Gesundheitsschäden auf. Ein überzeugender Beweis dafür ist die Beri-Beri-Krankheit, an der in Asien Hunderttausende von Menschen starben. Der Ostasiate ißt vornehmlich Reis. Es war zur Regel geworden, den Reis zu schälen. Wenn aber das Silberhäutchen und mit ihm das Vitamin B weggeworfen wird, führt das zur Krankheit mit Verdauungsstörungen, Nervenschmerzen, zunehmender Schwäche, Lähmung, bei feuchter Form durch Wassersucht zu langsamem Siechtum und zum Tode. Durch Erhitzen der Nahrung werden wertvolle, notwendige Nahrungsbestandteile zerstört, die dem Körper dann fehlen. Folglich fordert der Organismus eine immer größere Nahrungszufuhr, spürbar als ständiges Hungergefühl. Der Mensch wird zum Vielfraß. Es genügen ihm zum Leben nicht 3 Mahlzeiten, sondern er braucht 6 am Tage.

Zu 2. Die Verwendung von zuviel Eiweiß und Kohlenhydraten widerspricht der biochemischen Zusammensetzung der Körpersäfte. Nach Hay bestehen 80 % des menschlichen Körpers aus basenbildenden, 20 % aus säurebildenden Elementen. Soll das für die Gesundheit der Körperzellen und Säfte notwendige Gleichgewicht hergestellt werden, so muß das tägliche Nahrungsverhältnis ungefähr wie folgt sein:

80 % Basenbildner: Obst, Salate, Gemüse
20 % Säurebildner: Fleisch, Fisch, Käse (stärker säurebildend)
Fette und unraffinierte Öle (schwächer säurebildend)
Kohlenhydrate (schwach säurebildend)

Zuviel Eiweiß führt zur Bildung von Harnsäure, die sich im Körper in den Gelenken und geschädigten oder allergisch sensibilisierten Geweben ablädt und zu Rheuma oder Gicht führen kann. Zu viel zugeführtes Eiweiß belastet also unnötig die Verdauung.

Wenn man konzentrierte Stärkemehle ißt, also Brot, so besteht ein großer Unterschied, ob man Weißbrot oder Vollkornbrot verzehrt. Vom Weißbrot braucht man die 5- bis 10fache Menge, um satt zu werden, während man beim Genuß von Vollkornbrot (Vollkorn muß mehr und intensiver gekaut werden) nur wenig braucht und der Körper außerdem viele Vitalstoffe des gesamten Getreidekorns zugeführt bekommt.

Die Kohlenhydrate sind die Betriebsstoffe des Körpers, das Holz des Ofens. Auch ein zuviel kann das Feuer ausgehen lassen. Nur wer körperlich arbeitet, braucht mehr Brennstoffe, also auch mehr Kohlenhydrate.

Zu 3. Die normale Verdauung dauert 24 Stunden, die verzögerte bis zu 72 Stunden. Wenn alle den Darm anregenden Stoffe wie rohes Gemüse und Vollkornprodukte in der Nahrung fehlen, braucht sich der Darm nicht zu bemühen, weil dieser Verdauungsbrei ihn nicht stört. Der Darm wird träge, der Speisebrei liegt viel länger in den Darmnischen und kommt zum Gären.

Zu 4. Die heute allgemein übliche Ernährung widerspricht durch ihre Mischung von Eiweiß und Kohlenhydraten bei einer Mahlzeit der Biochemie des Körpers und stört die Verdauung. Eiweiß und saure Früchte verlangen zur Verdauung Säurelösung, Stärke und Zucker Basenlösung. Eiweiße und Kohlenhydrate sollten deshalb nicht zusammen bei einer Mahlzeit genossen werden. Saures Aufstoßen, Völlegefühl und Blähungen nach den Mahlzeiten, die diese Trennung nicht berücksichtigen, sind die Folge. Die Verdauung der Stärke beginnt bereits im Mund durch das Ptyalin des Speichels. Die Verdauung der Eiweißstoffe beginnt im Magen durch Pepsin auf Säuregrundlage. Ißt man Eiweiß und Kohlenhydrate zusammen, so erfolgt stets eine ungenügende Verdauung der Stärkemehle, die dann im Darm durch Wärme und Feuchtigkeit gären.

Man ißt das Eiweiß mit Gemüsen mittags und das Stärkemehl mit Gemüsen abends.

Unsere Nahrung setzt sich in der Hauptsache aus Eiweiß, Fett, Kohlenhydraten, Vitaminen und Mineralien zusammen. Unsere Nahrungsmittel enthalten diese in den verschiedensten Zusammensetzungen. Es gibt Lebensmittel wie Fleisch und Fisch, die kaum Kohlenhydrate, aber viel Eiweiß enthalten. Aus der Tabelle erkennen wir weiterhin, daß die Natur selbst Nahrungsmittelgruppen geschaffen hat. Getreide enthält hauptsächlich Kohlenhydrate und wenig hochwertiges Eiweiß.

In diesem Sinne hat Hay seine Trennung der Nahrungsmittel vorgenommen. Die folgende Tabelle teilt die Nahrungsmittel darum in zwei Gruppen von konzentrierten Nahrungsmitteln ein, je nachdem, ob sie vorwiegend Eiweiß oder vorwiegend Kohlenhydrate enthalten. Diese Tabelle dient als Grundlage für die nachfolgenden Speisezettel und Kochrezepte.

Wenn wir bei unserem Essen (aus geschmacklichen Gründen) mischen, was die Natur zu mischen unterließ, so begehen wir schon damit den ersten Verstoß gegen die biochemischen Verdauungsgesetze. Vielleicht lassen sich diese Verdauungsgesetze nie ganz klären, aber die Fehler, die durch eine sinnlos zusammengestellte Nahrung entstehen, können wir alle an ihren Krankheitsbildern erkennen.

Der Mensch wächst vom Säuglingsalter an mit falschen Eßgewohnheiten auf und gewöhnt sich scheinbar an seine Kost. Die bisherigen Eßgewohnheiten richten sich hauptsächlich nach dem Gaumen und danach, worauf man „Lust hat". Bei Festessen ißt man noch reichlicher und „besser" als sonst. Wer oft an solchen Essen teilnehmen muß, kennt auch die Folgen. Anfangs ist es meist nur Müdigkeit oder es sind Verdauungsbeschwerden. Später kommen dann Herz- und Kreislaufbeschwerden dazu. Solche Erkrankungen kann man aber vermeiden, wenn man die Ursache rechtzeitig erkennt.

Man braucht nichts anderes zu tun, als die biochemischen Verdauungsgesetze zu beachten.

Die Ernährungsempfehlung von Hay ist deshalb nicht als eine Diät, sondern als eine vollwertige Ernährung anzusehen, denn sie ist zeitlebens durchzuführen. Sie ist nichts anderes als die gewohnte, bisherige Kost, nur mit dem Unterschied, daß wir innerhalb einer Mahlzeit niemals überwiegend eiweißhaltige Lebensmittel mit überwiegend kohlenhydrathaltigen Lebensmitteln zusammen essen, daher der Name Trenn-Kost.

Trenn-Kost ist nicht nur eine Basisernährung für Kranke, sondern auch eine Vorbeugung für Gesunde. Darin liegt ihr Hauptwert. Jeder, dessen Leistung nicht voll auf der Höhe ist, sollte sich die Vorteile dieser neuen Ernährung klarmachen, um durch sie seine Leistungen steigern zu können und dadurch mehr Freude am Leben zu haben.

Man wähle naturbelassene Lebensmittel, überwiegend Basenbildner wie Salate, Gemüse und Obst.

Nicht die Jahre,
sondern die Lebens- und Ernährungsweise eines Menschen
bestimmen sein Alter.

Lebensmitteltabelle

(Chemie der Lebensmittel nach Rein-Stepp)

	100 g des Lebensmittels enthalten in Gramm			
	Eiweiß	Fett	Kohlen-hydrate	Asche (Mineralien)

Konzentrierte Lebensmittel – vorwiegend kohlenhydrathaltig

	Eiweiß	Fett	Kohlenhydrate	Asche
Vollkornbrot	8,0	1,1	41,0	1,5
Roggenvollkornbrot	7,0	0,8	46,0	1,2
Vollkornweizenmehl	11,8	1,5	71,0	0,6
Haferflocken	14,0	6,7	65,0	1,9
Vollkornreis	8,0	0,5	77,0	0,8
Vollkornnudeln	14,0	2,4	69,0	0,8
Kartoffeln	2,1	0,1	21,0	1,1
Topinambur	2,3	0,4	16,9	1,6
Schwarzwurzeln	1,0	Spur	15,0	1,0
Honig	0,3	–	80,0	0,3
Feigen getr.	3,4	0,8	65,3	2,1
Datteln getr.	1,9	0,6	73,3	1,8
Äpfel getr.	1,0	Spur	60,0	1,6
Aprikosen getr.	5,0	Spur	61,4	3,1
Pflaumen getr.	2,3	Spur	72,6	2,0
Rosinen	2,1	Spur	67,8	1,9
Bananen	1,0	Spur	22,7	0,9

Neutrale Lebensmittel

	Eiweiß	Fett	Kohlenhydrate	Asche
Rahm	3,4	10 (30)	4,7	0,75
Butter	0,8	84,5	0,5	0,2
Fettkäse	26,0	30,0	2,1	4,6
Crème fraîche	2,3	30,2	2,3	0,5
40 % Quark	11,0	11,5	3,0	0,7
Buttermilch	3,4	0,5	4,7	0,7
Eigelb	32,0	0,9	52,3	6,3
Mandeln	21,0	53,0	14,0	2,3
Walnuß	14,5	63,0	12,9	2,0
Haselnuß	17,0	63,0	7,0	2,5
Heidelbeeren	0,5	0,6	9,8	0,4
Blumenkohl	2,5	–	4,0	0,8
Grüne Bohnen	3,0	–	6,0	0,7
Champignons	5,0	0,2	3,0	0,8

Lebensmitteltabelle

(Chemie der Lebensmittel nach Rein-Stepp)

| | 100 g des Lebensmittels enthalten in Gramm | | | |
	Eiweiß	Fett	Kohlen-hydrate	Asche (Mineralien)
Neutrale Lebensmittel				
Gurken, ungeschält	0,6	–	1,0	0,5
Karotten	1,0	0,2	9,0	0,7
Kohlrabi	2,5	Spur	6,0	1,0
Kohlrüben	1,0	Spur	7,0	0,7
Radieschen	1,0	Spur	4,0	0,7
Spargel, geschält	2,0	Spur	2,0	0,5
Steinpilze, frisch	5,0	0,4	4,0	1,0
Spinat*	2,0	Spur	2,0	1,0
Tomaten*	1,0	Spur	4,0	0,6
Konzentrierte Lebensmittel – vorwiegend eiweißhaltig				
Kalbfleisch, fett	19,0	11,0	Spur	1,0
Rindfleisch, mager	21,0	4,0	Spur	1,1
Hühnerfleisch, fett	19,0	9,0	Spur	0,9
Gänsefleisch	14,0	44,0	Spur	0,7
Blutwurst	14,0	32,0	Spur	2,7
Hühnerei	14,0	11,0	0,6	0,9
Kabeljau	16,0	0,3	–	1,3
Hecht	18,0	0,4	–	1,2
Hering	20,0	17,0	–	14,0
Aal	12,0	28,0	–	0,9
Magerkäse	38,0	2,0	3,0	4,4
Sojamehl, entfettet	50,0	0,3	26,0	6,0
Vollmilch	3,4	3,4	4,7	0,75
Saures Obst				
Äpfel , frisch	0,4	–	14	0,4
Apfelsinen	0,8	–	14	0,5
Erdbeeren	1,0	–	9	0,7
Himbeeren	1,0	–	8	0,6
Pflaumen	0,8	–	17	0,5

Die Zusammensetzung der Nahrung nach Hay und Walb

Mische nicht

Mische — Mische

Konzentrierte Lebensmittel vorwiegend kohlenhydrathaltig (Stärke, Zucker)

Vollkorngetreide
Vollkornmehl
Vollkornbrot
Vollkornnudeln
Naturreis
Kartoffeln
Topinambur
Schwarzwurzeln

Bienenhonig
Feigen getr.
Datteln getr.
Äpfel getr.
Aprikosen getr.
Pflaumen getr.
Rosinen
Bananen

Neutrale Lebensmittel

1. Fette

Pflanzliche Öle
und Fette
tierische Fette
fetter Speck
Butter, Rahm

Quark, gesäuerte
Milchprodukte
Doppelrahmkäse über
60 % Fett i. T.
Eigelb
reife Oliven

2. Gemüse

Blattsalate, Karotten
rote Rüben
Teltower Rüben
Zwiebeln, Lauch
Blumenkohl, Spargel
Bohnen,
Erbsen (grün)
Mangold
Rettich, Radieschen
Tomaten, Spinat*)

Sellerie, Kohlrabi
Wirsing, Rotkohl
Weißkraut, Sauerkraut
Kürbis, Gurken
Rosenkohl
Paprikaschoten
Fenchel, Chicorée,
Pilze

3. Andere Nahrungsmittel

Agar-Agar
Nüsse
außer Erdnüsse
Heidelbeeren

4. Gewürze

Vollmeersalz
Kräuter-, Selleriesalz
Knoblauch
Paprika
Muskat

Curry
Basilikum
(statt Pfeffer)
Wild- und
Gartenkräuter

Konzentrierte Lebensmittel vorwiegend eiweißhaltig

Fleisch, Wild,
Geflügel, Fische
Magerkäse
(bis 55 % Fett i. T.)
Eier, Sojamehl

Saures Obst läßt sich nur mit überwiegend eiweißhaltigen Lebensmitteln kombinieren.

Beerenobst
Kernobst, Steinobst
Korinthen
Zitrusfrüchte
Kiwi
Ananas
Melonen

Nicht empfohlen!

Weißmehl
Weißbrot
Weißmehlnudeln
polierter Reis
Sago
Erdnüsse
weißer Zucker
Süßigkeiten
Marmeladen, Gelees
Eingemachtes

Nicht empfohlen!

Rohes Eiweiß von
Eiern
fette Wurst
Rhabarber
Eingemachtes
Gekochtes in
großen Mengen.

Nicht empfohlen!

Getrocknete
Hülsenfrüchte
käufliche Mayonnaisen, Suppen, Saucen
schwarzer Tee, Kaffee, Kakao
Ingwer, Meerrettich, Pfeffer, Senf
Eingemachtes
Essigessenz

---

*) Spinat und Tomaten roh und gekocht zu Eiweißmahlzeiten, zu Kohlenhydratmahlzeiten nur roh.

Die Zusammensetzung der Nahrung nach Hay und Walb

Mische nicht

Mische — **Mische**

Konzentrierte Lebensmittel vorwiegend kohlenhydrathaltig
(Stärke, Zucker)

Vollkorngetreide
Vollkornmehl
Vollkornbrot
Vollkornnudeln
Naturreis
Kartoffeln
Topinambur
Schwarzwurzeln

Bienenhonig
Feigen getr.
Datteln getr.
Äpfel getr.
Aprikosen getr.
Pflaumen getr.
Rosinen
Bananen

Neutrale Lebensmittel

1. Fette

Pflanzliche Öle
und Fette
tierische Fette
fetter Speck
Butter, Rahm

Quark, gesäuerte
Milchprodukte
Doppelrahmkäse über
60 % Fett i. T.
Eigelb
reife Oliven

2. Gemüse

Blattsalate, Karotten
rote Rüben
Teltower Rüben
Zwiebeln, Lauch
Blumenkohl, Spargel
Bohnen,
Erbsen (grün)
Mangold
Rettich, Radieschen
Tomaten, Spinat*)

Sellerie, Kohlrabi
Wirsing, Rotkohl
Weißkraut, Sauerkraut
Kürbis, Gurken
Rosenkohl
Paprikaschoten
Fenchel, Chicorée,
Pilze

3. Andere Nahrungsmittel

Agar-Agar
Nüsse
außer Erdnüsse
Heidelbeeren

4. Gewürze

Vollmeersalz
Kräuter-, Selleriesalz
Knoblauch
Paprika
Muskat

Curry
Basilikum
(statt Pfeffer)
Wild- und
Gartenkräuter

Konzentrierte Lebensmittel vorwiegend eiweißhaltig

Fleisch, Wild,
Geflügel, Fische
Magerkäse
(bis 55 % Fett i. T.)
Eier, Sojamehl

**Saures Obst läßt
sich nur mit über-
wiegend eiweißhaltigen
Lebensmitteln
kombinieren.**

Beerenobst
Kernobst, Steinobst
Korinthen
Zitrusfrüchte
Kiwi
Ananas
Melonen

Nicht empfohlen!

Weißmehl
Weißbrot
Weißmehlnudeln
polierter Reis
Sago
Erdnüsse
weißer Zucker
Süßigkeiten
Marmeladen, Gelees
Eingemachtes

Nicht empfohlen!

Rohes Eiweiß von
Eiern
fette Wurst
Rhabarber
Eingemachtes
Gekochtes in
großen Mengen.

Nicht empfohlen!

Getrocknete
Hülsenfrüchte
käufliche Mayonnaisen, Suppen, Saucen
schwarzer Tee, Kaffee, Kakao
Ingwer, Meerrettich, Pfeffer, Senf
Eingemachtes
Essigessenz

---

*) Spinat und Tomaten roh und gekocht zu Eiweißmahlzeiten, zu Kohlenhydratmahlzeiten nur roh.

Lebensmitteltabelle
(Chemie der Lebensmittel nach Rein-Stepp)

	100 g des Lebensmittels enthalten in Gramm			
	Eiweiß	Fett	Kohlen-hydrate	Asche (Mineralien)

<u>Nicht empfohlene Leguminosen</u>

	Eiweiß	Fett	Kohlen-hydrate	Asche
Bohnen, Kerne	26,0	2,0	47,0	3,0
Erbsen, getr.	23,0	2,0	52,0	3,0
Linsen	26,0	2,0	53,0	3,0

Die Tabelle gibt Richtwerte.
Die Inhaltsstoffe der Lebensmittel variieren durch die Bodenbeschaffenheit, den Reifegrad und andere Unterschiede innerhalb einer Sorte. Dies ist auch der Grund für die Abweichungen in den verschiedenen Lebensmitteltabellen.

Grundregeln zur Hayschen Trenn-Kost

Trenn-Kost bedeutet im Gegensatz zu allen übrigen Ernährungsformen zu einer Mahlzeit entweder **vorwiegend eiweißhaltige Lebensmittel** oder **vorwiegend kohlenhydrathaltige Lebensmittel** zu verwenden, jeweils ergänzt durch einen großen Anteil von Salaten, Gemüsen und Früchten, die neutral sind.

Überblick verschafft die Tabelle über die Zusammensetzung der Nahrung. Mit ihrer Hilfe stellen wir unsere Mahlzeiten zusammen, unabhängig davon, ob wir daheim oder auswärts essen.
Für eine konzentrierte Mahlzeit wählt man entweder ein konzentriertes Nahrungsmittel aus der linken Spalte und ergänzt es mit einem neutralen Nahrungsmittel aus der Mittelspalte, oder ein konzentriertes Nahrungsmittel aus der rechten Spalte, dem ebenfalls ein neutrales Nahrungsmittel aus der Mittelspalte beigefügt wird.
Einen Beweis dafür, daß viele Menschen Eiweiß und Stärkemehl zusammen schlecht vertragen und verdauen, liefern uns Völlegefühl und Blähungen nach Hülsenfrüchten wie Erbsen und Bohnen. Die Rein-Stepp-Tabelle weist sie sowohl als hohe Eiweiß- als auch hohe Kohlenhydratträger aus.

Basenmahlzeit

Zu einer Basenmahlzeit gehören nur Salate, Gemüse (außer Winterkohl), Obst und Milch.
Saures Obst benötigt zunächst eine Säureverdauung und wird dann im Körper basisch.

Milch

Milch ist kein Durstlöscher, sondern ein Lebensmittel. Sie wird schluckweise am besten verdaut.
Milch ist in jeder Form verwendbar. Ungesäuerte Milch genieße man nur zu Salaten, sauren Früchten und anderen Basenbildnern. Milch mit saurem Obst und Gemüse, roh oder gekocht, schwemmt Giftstoffe aus (Morgenmahlzeit!).
Bei trägem Stuhlgang, in die Morgenmilch Leinsamen geben!
Gallenkranke sollten Buttermilch vorziehen. Buttermilch und die gesäuerten Milchprodukte gelten als neutral.
Weitere neutrale Lebensmittel sind Quark, fette Käsesorten, Doppelrahmkäse.

Salate

Salate zu **Eiweißmahlzeiten** richte man mit Öl, Rahm, Dickmilch, Joghurt, Kräutern und Zitrone an.
Bei Stärkemahlzeiten verzichte man auf die Zitrone und nehme dafür eventuell Buttermilch.

Fette

Als Fett verwende man Butter, nicht gebräunt, nur leicht zerlassen, frische Sahne (nicht ultrahocherhitzt) sowie hochungesättigte, naturbelassene und kaltgeschlagene Pflanzenöle wie z. B. Sonnenblumen-, Oliven-, Weizenkeim-, Lein- und Distelöl. Man vermeide gehärtete Fette.
Erdnußöle sind nicht empfehlenswert.

Gemüse

Gemüse dünste man im eigenen Saft. Blumenkohl und Spargel darf man kochen, die Brühe zu Soße oder Suppe verwenden. Tomaten und Spinat passen zu Eiweißmahlzeiten gekocht oder gedünstet, zu Kohlenhydratmahlzeiten nur in roher Form. Man kann zu Fleischspeisen gut Tomatensuppe essen, die man mit Eiweißflocken etwas bindet, mit Basilikum, etwas Salbei, Zwiebeln, Knoblauch, Rahm und Petersilie würzt. Salzhaltiges Sauerkraut wird Nierenkranken nicht empfohlen.

Gewürze

Man achte darauf, den Eigengeschmack der Gemüse zu erhalten und salze sehr sparsam. Auch scharfe Gewürze sollten sehr sparsam benützt werden, dagegen frische oder getrocknete Wild- und Gartenkräuter sowie Knoblauch.

Süßen

Wenn überhaupt gesüßt werden möchte, verwende man kaltgeschleuderte Honigsorten. Es gibt cremige sowie flüssige Sorten (Akazienhonig). Die Festigkeit besagt nichts über die Qualität des Honigs. Man achte auf die Herstellungshinweise. Künstlich hergestellte Süßstoffe vermeide man.

Vollkornprodukte und Kartoffeln

Zu einer Kohlenhydratmahlzeit nehme man nur eine Stärkemehlart, also z. B. Vollkornnudeln oder Vollkornreis oder Kartoffeln.

Fleisch

Der Hauptbestandteil der Nahrung sei lakto-vegetabil. Fleisch und Fett sind Zugaben. Mehr als 60 – 100 g Fleisch oder Fisch und mehr als 30 – 60 g Fett pro Tag sind unnötig. Man verwende auch immer nur eine Eiweißart zu einer Mahlzeit, also entweder Fleisch oder Fisch. Schweinefleisch vermeide man, außer geräuchertem Schinken oder Schinkenspeck, der sparsam Verwendung finden sollte. Man vermeide in der Pfanne Gebratenes. Um das Fleisch leichter verdaulich zu machen, dämpfe man es im eigenen Saft. Man brät es im offenen Topf an und läßt es zugedeckt im Bratofen garen, zartes Fleisch etwa 20 Minuten, anderes entsprechend länger. Vor dem Anschneiden etwa ohne Hitze ¼ Stunde stehen lassen, damit beim Schneiden der Saft nicht austritt.
Man würzt: Rindfleisch mit Thymian (gemahlen).
Kalbfleisch mit Salbei (gemahlen).
Alle Fleischsorten schmecken besser mit etwas Knoblauch, den man wegen der besseren Verteilung meistens durch die Knoblauchpresse drückt.

Alkohol

Bier paßt zu Stärke, ungesüßter Wein zu Eiweißmahlzeiten.
Alkohol sollte nicht täglich genossen werden. Hochprozentige Alkoholika nur in Ausnahmefällen.

Kaffee

Wer auf Kaffee nicht verzichten möchte, genieße ihn mit Rahm, dann ist er bekömmlicher, Magen-, Leber- und Gallenkranke sollten Kaffee völlig meiden.

Zusatzstoffe

Achten Sie auf die Zusammensetzung der Nahrungsmittel. Diese sollten möglichst keine Konservierungsstoffe, Farb- und Süßstoffe (Saccharin) sowie naturidentische Aromastoffe enthalten. Alle Nahrungsmittel, die geschwefelt (Rosinen) oder mit Paraffin (Datteln) behandelt wurden, sollten ebenfalls gemieden werden.

Radioaktivität

Viele Obst- und Gemüsearten sowie Kartoffeln aus dem Ausland werden vor der Einfuhr radioaktiv bestrahlt, damit diese länger haltbar sind. Man bevorzuge darum deutsches Obst und Gemüse, das bislang noch nicht bestrahlt werden darf.

Mäßig und langsam essen
Gut kauen
**Essenspausen von 3–4 Stunden zwischen den Mahlzeiten einhalten, damit
der Verdauungskanal seine selbstreinigende Kraft auch entfalten kann.**

Die Tagesverteilung richte sich nach Art der Arbeit, die der Betreffende leistet. Für Kinder und körperlich schwer Arbeitende wählt man mehr konzentrierte Mahlzeiten als für Menschen mit sitzender Tätigkeit.

Wenn möglich, nehme man die Eiweißmahlzeit mittags und die Kohlenhydratmahlzeit abends ein.

Die Ernährung sollte individuell gestaltet, der Konstitution und auch den Jahreszeiten und der Umwelt angemessen sein.
Wir geben allgemeine Richtlinien, von denen der einzelne abweichen kann oder muß. Z. B. ist die Ernährung eines insulinpflichtigen Diabetikers (Seite 89), eines Magen- und Darmgeschädigten abweichend von der eines Gesunden oder eines Patienten mit chronischer Niereninsuffizienz.

Beispiel einer durchschnittlichen Tagesverpflegung

Morgens
Basenmahlzeit   Nur Obst (Melone ist zu empfehlen)
vorzugsweise   Grundsätzlich gilt: zuerst das saure, dann das süße Obst.

Milch und Obst.

Milch und gemahlenen Leinsamen.
Müsli
Vollkornbrot, Butter, Honig, Quark Fett 40 % i. Tr.
Vollkornbrot, Doppelrahmkäse (über 60 % Fett i. Tr.,
Gurkenscheiben und ähnliches.

Mittags
Eiweißmahlzeit

wahlweise		dazu
	Fleisch	dazu
	Geflügel	Obst- oder Gemüsesaft
	Fisch	Gemüsesuppe
	Käse	besser rohes als gekochtes Ge-
	Eier	müse
	Milch	Quarkspeisen mit saurem Obst

Abends
Kohlenhydratmahlzeit

wahlweise		dazu
	Vollkornbrot	dazu
	Vollkornnudeln	Butter, Quark, Doppelrahmkäse,
	Vollkornreis	Käse über 60 % Fett i. Tr.
	Kartoffeln	Gemüsesuppe oder (und) gekoch-
		tes Gemüse
		Bananen, Feigen, Rosinen,
		Nüsse, Honig, Heidelbeeren

Man bemühe sich um eine Zusammenstellung von etwa 80 % basenbildender und 20 % konzentrierter, säurebildender Nahrung

---

Zwischenmahlzeiten können morgens aus Milch und Obst, nachmittags aus Gemüsesäften, Vollkornbrot, Butter und Honig (sparsam) bestehen.

Tagesmenüvorschlag

Frühstück:	Müsli oder Obst
Mittagessen:	Hühnerbrustfilet in Scheiben auf gemischtem Salat mit Tomatenmayonnaise
Abendessen:	Buchweizenpfannkuchen mit Schnittlauch, Tomatenscheiben und Kräuterquark

Rezepte (für 4 Personen)

Müsli:

200 g	Weizen, grob geschrotet
3	Bananen
50 g	Haselnüsse, grob gehackt
50 g	Rosinen
50 g	süße Sahne, aufgeschlagen

Das frisch geschrotete Getreide in einer Schüssel, knapp mit Wasser bedeckt, über Nacht quellen lassen. Am nächsten Tag die Bananen in Scheiben schneiden oder pürieren und mit den Nüssen sowie den Rosinen zu dem Getreide geben und umrühren.

Die Sahne steif schlagen und unter das Müsli heben.

Wichtig: Die Einweichflüssigkeit für das Getreide nie wegschütten, sondern mitverarbeiten.

Das Müsli kann bei Bedarf noch mit kaltgeschleudertem Honig abgeschmeckt werden.

Zur Abwechslung können auch Heidelbeeren das Müsli verfeinern.

Hühnerbrustfilets auf gemischtem Salat

4 halbe Hühnerbrustfilets
200 g Möhren
1 Salatgurke
2 grüne Paprikaschoten
4 kleine Radicchio
6 EL selbstgemachte Mayonnaise
2 EL Tomatenmark
etwas Vollmeersalz, Zitronensaft

Die Hühnerfilets in etwas Salzwasser ca. 10–15 Min. leicht köcheln lassen und abschöpfen. Auf einem Brett auskühlen lassen. Die entstandene Hühnerbrühe kann gewürzt anderweitig Verwendung finden.

In der Zwischenzeit die Möhren, Gurke und Paprika raspeln oder schneiden, den Radicchio putzen und waschen und die Salate in einem Kreis auf vier Tellern anrichten.

Menüvorschläge für eine Woche

Montag	Quarkmüsli
	–
	Salatteller
	Gedämpfte Gurken in Dillbutter
	Karottengemüse
	Fruchtcremespeise
	–
	Salatteller
	Grünes junges Bohnengemüse
	Gefüllte Kartoffeln
Dienstag	Frischkornmüsli
	–
	Salatteller
	Zwiebelfleisch mit Zwiebelgemüse
	Apfel
	–
	Salatteller
	Vollkornbrot mit Butter,
	Quark, Tomaten und Gurkenscheiben
	Kräutertee
Mittwoch	Quarkmüsli
	–
	Salatteller
	Gebackener Brokkoli
	Schwarzwurzeln mit Rahm
	Heidelbeeren mit Schlagsahne
	–
	Salatteller
	Vollkornnudelauflauf
	mit Pilztunke
	Kräutertee
Donnerstag	Frischkornmüsli
	–
	Salatteller
	Gedämpftes Huhn in Tomatensauce
	Erbsengemüse
	Frische Ananas
	–
	Salatteller
	Vollkornbrötchen mit Kräuterbutter
	und Käse mit über 60 % Fett i. Tr.
	Buttermilchgetränk

Menüvorschläge für eine Woche   **41**

Freitag   Quarkmüsli

                   –

                   Großer Salatteller
                   Gemüsebrühe
                   Fischauflauf
                   Obstsalat

                   –

                   Salatteller
                   Vollkornbrot mit Butter,
                   Salami und Frischkäse
                   Milchsaure Gurke

Samstag   Frischkornmüsli

                   –

                   Salatteller
                   Landstreicher-Gemüsetopf
                   Naturjoghurt mit Honig

                   –

                   Salatteller
                   Safranreis mit Pilzen

Sonntag   Quarkmüsli

                   –

                   Salatteller
                   Cordon bleu
                   Blumenkohl
                   Nußeis

                   –

                   Salatteller
                   Vollkornbrot mit Butter
                   rohem Schinken, Camembert über 60 % Fett i. Tr.

Menüvorschläge für die vegetarische Küche

Montag	1.	Roher Sauerkrautsalat
	2.	Kartoffelbrei mit Wasser und Rahm
	3.	Zwiebel mit zerlassener Butter oder Diätmargarine
Dienstag	1.	Rohgemüse
	2.	Vollkornreis mit Paprikaschoten
	3.	Gebackene Bananen mit Cognac flambiert
Mittwoch	1.	Rohgemüse
	2.	Vollkornnudelauflauf
	3.	Heidelbeeren mit Rahm
Donnerstag	1.	Salat
	2.	Quarkküchelchen
Freitag	1.	Rohgemüse
	2.	Vollweizenauflauf mit Gemüse
Samstag	1.	Rohgemüse
	2.	Kartoffelsuppe
	3.	Bananes flambées, s. o.
Sonntag	1.	Obstsalat
	2.	Sellerie und Rote-Bete-Salat
	3.	Getreidefrikadellen

Rezeptteil

Einige Hinweise zu den Rezepten

Außer der Qualität der Lebensmittel (soweit wie möglich aus biologischem Anbau, frisch und möglichst naturbelassen verwendet), beachten wir die wertschonende bzw. werterhaltende Zubereitung derselben.

- Wenn es beispielsweise heißt, „Gemüse in Öl andünsten", nehmen wir nur eine ganz kleine Menge Öl oder Butter (eventuell etwas Wasser) und geben die eigentliche Fettmenge erst dazu, wenn das Gericht fertiggestellt und bereits etwas abgekühlt ist. Dadurch erhalten wir den Großteil der ungesättigten Fettsäuren, die beim Kochen in gesättigte übergehen würden und nicht mehr voll stoffwechselaktiv sind.
  Diese Art der Zubereitung entlastet die Leber. – Magen- bzw. darmempfindliche Personen sollten darauf besonders achten.
- Zwiebeln können Sie auf schonende Weise zur Aromaentfaltung bringen, ohne sie in Öl oder Butter anzubraten:
  Sie erhitzen in einer Pfanne ein wenig Wasser, geben die kleingeschnittenen Zwiebeln dazu, einen Deckel darauf und lassen die Zwiebeln kurz aufkochen. Danach nehmen Sie den Deckel ab und lassen das Wasser bei mäßiger Hitze verdunsten, so lange bis die Zwiebeln beginnen, sich leicht goldgelb zu färben. Sie nehmen die Zwiebelpfanne vom Herd, lassen die Masse etwas abkühlen und geben erst dann die notwendige Öl- oder Buttermenge dazu.
- Verwenden Sie Obst und Gemüse weitgehendst mit der Schale.
- Kochen Sie Kartoffeln am besten in der Schale mit wenig Wasser, damit nichts weggeschüttet werden muß und keine Mineralstoffe verloren gehen.
- Um Wertverluste zu vermeiden, sollen Getreide und Ölsaaten immer frisch gemahlen oder geschrotet werden.
  Ein angeschnittener Apfel wird durch den Sauerstoff der Luft nach kurzer Zeit braun. Die Zersetzung beginnt und wird sichtbar.
  Bei angebrochenen Ölsaaten oder angebrochenem Getreide durch Mahlen oder Schroten beginnt die Zersetzung ebenfalls sofort. Nur wird sie nicht sichtbar, da sich die Farbe zunächst nicht verändert. Der Sauerstoff wirkt zersetzend auf den fetthaltigen Keimling; es tritt ab sofort ein zunehmen-

der Wertverlust ein. Die Anschaffung einer Getreidemühle – der Größe des Haushaltes entsprechend – ist auf jeden Fall sinnvoll und wird angeraten. Es gibt Getreidemühlen mit verschiedenen Zusatzgeräten wie Gemüseraffel, Fleischwolf, Preß- und Passiergerät, die leichter zu handhaben sind als viele andere Haushaltsküchenmaschinen.

Bei dem Körnermüsli haben wir außer Fett, Kohlenhydraten und Eiweiß auch alle Vitalstoffe im natürlichen Verhältnis und in naturbelassener Form, ganz im Sinne von Ernährungswissenschaftler Prof. Dr. Kollath, der die Quintessenz seiner Forschungsergebnisse in dem Satz zusammenfaßte:

„Laßt unsere Nahrung so natürlich wie möglich!"

Wir brauchen die Nähr- und Vitalstoffe nicht als Präparate, sondern in naturgegebener und naturbelassener Form.

Im Sinne der Hayschen Trenn-Kost bereiten wir das Körnermüsli nicht mit Äpfeln, Birnen, Beeren oder anderen zunächst ein saures Milieu schaffenden Früchten zu. Wir nehmen dazu Bananen, Feigen, Datteln, Sultaninen oder Heidelbeeren, die basenbildend wirken und dadurch die Kohlenhydrataufspaltung ermöglichen und begünstigen.

Im ganzen Getreidekorn, in den Randschichten und besonders im Keimling, aus dem ja neues Leben entstehen soll, drängt die Natur ihre besten Kräfte auf kleinstem Raum zusammen. Im Keimling sind z. B. die Vitamine vielfach konzentrierter als im Getreidekorn.

Die Getreidekörner, ob ganz, frisch geschrotet oder frisch geflockt, in Wasser entsprechend eingeweicht, durch keinen Erhitzungsprozeß im Wert vermindert, sind Nähr- und Heilmittel zugleich. Das Frischkornmüsli ist auch mit gekeimten Getreidekörnern sehr zu empfehlen.

- Bei einigen Rezepten kommt Speck in leicht gedünsteter Form vor. Sie können diesen jeweils durch etwas Butter ersetzen. Wer Trenn-Kost ißt, wird bald merken, daß das Bedürfnis nach Fleisch im Verlauf der Zeit abnimmt, die Fleischportion kleiner und die Gemüseportion größer wird.
  Keine Angst, daß Sie dann zu wenig Proteine haben. Es kommt nicht auf die Quantität, sondern auf die Qualität an.
  In jedem Körnermüsli haben Sie hochwertiges, naturbelassenes und damit stoffwechselaktives Eiweiß.
  In einigen Rezepten wird ebenfalls noch Pfeffer zum Würzen angegeben. Sie können denselben mit Würzkräutern wie z. B. Bohnenkraut ersetzen.
- Wer täglich für reichlich Bewegung in frischer Luft sorgt, kann die aufgenommene Nahrung besser, d. h. schneller und gründlicher verarbeiten und ruhig zwei Kohlenhydratmahlzeiten am Tag einnehmen.

Rezeptteil 45

- Die Abendmahlzeit sollte nicht zu spät, möglichst nicht nach 18.00 Uhr eingenommen werden.
  Später eingenommene Mahlzeiten stehen mit dem Tagesrhythmus der Leber nicht in Einklang.
- Nehmen Sie sich Zeit, Ihr Essen in Ruhe zu genießen und es gründlich zu kauen. Je gründlicher Sie kauen, um so vollständiger kann die Nahrung vom Organismus verarbeitet und aufgenommen werden. Sie brauchen weniger, um satt zu sein.

Suppen

① Gemüse-Grundbrühe

Verschiedene Gemüse, zum Beispiel Karotten, Kohlrabi, Porree, Fenchel, Zucchini, etwas Sellerie, einige Zwiebeln, werden geschnitten, in kaltem Wasser aufgesetzt und langsam gedünstet. Diese Brühe gibt man durch ein Sieb, läßt sie abkühlen, fügt gewiegte Petersilie hinzu und stellt sie bis zum Gebrauch kühl. Man kann auch Tomaten mitdünsten, darf aber dann die Brühe nur zu einer Eiweißmahlzeit essen.

② Gemüsebrühe

Hat man im Winter wenig frisches Gemüse, kocht man folgende Brühe: Man dämpft Sellerie, Karotten, Porree, Zwiebeln in etwas Fett, Öl oder Speck, füllt Wasser auf und kocht alles langsam, bis die Gemüse weich sind. Die Brühe würzt man mit Vollmeersalz und wenig Paprika, gibt zum Schluß gewiegte Petersilie hinzu und genießt sie heiß. Will man sie zu Suppen verwenden, so läßt sie sich auch kurze Zeit aufbewahren.

③ Gemüsesuppe mit rohen Kartoffeln

Verschiedene Gemüse, wie sie die Jahreszeit bringt, dämpft man zusammen mit feingeschnittener Zwiebel in Öl mit kleinen Speckwürfeln, füllt Wasser auf und läßt die Suppe langsam kochen. In die fertige Suppe gibt man, solange sie noch kochend ist, eine oder zwei roh geriebene Kartoffeln, die aber nun nicht mehr mitkochen dürfen. Man würzt die fertige Suppe mit Vollmeersalz und nach Belieben auch mit Paprika.

④ Grüne-Bohnen-Suppe

2 Pfund zarte Bohnen zieht man ab, schneidet sie in kleine Stücke, dämpft sie in Öl mit etwas Butter, fügt so viel Wasser bei, daß die Bohnen halb weich kochen können und füllt dann mit Milch auf, um die gewünschte Menge zu erhalten. Sind die Bohnen weich, gibt man Vollmeersalz und in Butter gedünstete Zwiebelstückchen in die Suppe. Vor dieser Suppe kann man rohes Obst essen.

⑤ Zwiebelsuppe

Fein gewiegte Zwiebeln dünstet man in Butter, füllt mit Gemüsebrühe auf, läßt alles kurz aufkochen und würzt mit Vollmeersalz. Vor dem Anrichten zieht man die Suppe mit Schlagsahne und Eigelb ab.
Zu Eiweißmahlzeiten kann man geriebenen Käse darüberstreuen.

Auf dieselbe Weise bereitet man:

⑥ Lauchsuppe

⑦ Kerbelsuppe

An all diese Suppen kann man eine rohe Kartoffel reiben, solange sie noch heiß sind. Die Kartoffel selbst darf nicht mehr kochen. So zubereitet, passen sie aber nicht zu Eiweißmahlzeiten.

⑧ Pikante Kürbissuppe

1 Stange Lauch in Scheiben, 400 g Kürbis in Würfel schneiden, 2 Mohrrüben, 1 kleine rote Bete zerkleinern und alles in 1 EL Öl leicht andünsten. 2 Gemüsebrühwürfel in 1 l Wasser auflösen, mit 3 EL Buchweizen verrühren, das Gemüse, Salz, etwas Cayenne, Majoran, Thymian, Nelken, Muskat dazufügen und 15 – 20 Minuten köcheln lassen. Nach kurzem Abkühlen 1 EL Öl oder etwas Butter in die Suppe geben und mit einem Tupfer saurer Sahne servieren.

Variante 1

Nur 500 g Kürbis, 300 g Kartoffeln, 1 Stange Lauch und keinen Buchweizen verwenden.

Variante 2

In 1 l Gemüsebrühe, 1 kleingeschnittene Stange Lauch und 500 g Kürbiswürfel weich kochen, pürieren, mit Salz, grobem Pfeffer und Kräutern abschmecken und 3 EL Sahne zufügen.

⑨ Grünkernsuppe – ein schwäbischer Klassiker

100 g Grünkern, geschrotet, in 1 l Gemüsebrühe aufkochen, mit ½ TL Kümmel und ½ TL Thymian würzen und 20 Minuten zugedeckt leise köcheln lassen. 2 Lauchstangen, 2 Möhren, 1 Zwiebel und 1 Bund Petersilie sehr fein zerkleinern und in der fertigen Suppe nur erwärmen lassen. Man serviert mit einem Tupfer saurer Sahne, den man mit einem Hauch Cayenne bestäubt.

⑩ Zucchinisuppe

2 Zucchini, grob gerieben, werden mit etwas Wasser gedünstet, in 1 l Gemüsebrühe (von 2 Gemüsebrühwürfeln) aufgekocht und abgeschmeckt mit Curry, Bohnenkraut, Dill, Muskat und süßer Sahne.

Variante 1

Die Suppe kann mit 2 – 3 Tomaten, gemixt, gesäuert werden.

Variante 2

Man kann als Suppeneinlage 2 EL Buchweizen oder Grünkern oder geschroteten Dinkel, weich gekocht, dazugeben. Mit frischen Kräutern servieren.

Gemüse

① Gedämpfte Gurken mit Zwiebeln

Man schält die Gurke, schneidet sie in große Würfel und dünstet sie zusammen mit Öl und Zwiebeln, übergießt sie mit wenig Wasser, läßt die Gurkenstücke weich dünsten, würzt mit Vollmeersalz und serviert mit frischem Dill.

② Gurkenscheiben mit Quarkfüllung

4 kleine Salatgurken gründlich waschen, trockentupfen, einen Deckel abschneiden. Kerne mit einem Teelöffel entfernen. Gurkendeckel grob raspeln. 4 Zwiebeln und 2 Knoblauchzehen schälen. Zwiebeln fein würfeln, Knoblauch zerdrücken. Je ½ Bund Petersilie, Schnittlauch, Dill hacken. 250 g Quark (20 %), Dickmilch und 2 EL Öl mit einem Schneebesen glattrühren. Gurkenraspel, Zwiebel, Knoblauch und Kräuter unterheben. Kräuterquark in die Gurkenschiffchen füllen. 4 Radieschen in Scheiben schneiden und mit Kresse im Wechsel auf den Quark setzen.

③ Gedämpfte Gurken mit Dillbutter

Man rechnet pro Person ½ Pfund Gurken. Die Gurken werden halbiert, entkernt, in Butter auf kleiner Flamme gedünstet, mit Vollmeersalz und Paprika gewürzt. Die heißen Gurken werden dick mit frischer Butter, die mit reichlich feingewiegtem Dill verknetet wurde, bestrichen und mit kleingehacktem, hartgekochtem Eigelb bestreut.

④ Bayerisch-Kraut

Etwas Speck und Zwiebeln glasig werden lassen, das gehobelte Kraut hineingeben, mit ganz wenig Wasser und etwas Weißwein (evtl. etwas Obstessig) aufgießen, nicht zu weich dünsten. Mit ganzem oder gemahlenem Kümmel, etwas Vollmeersalz und einer Spur Honig würzen.

⑤ Zucchini trifolati (Courgettenauflauf) (für 4 Personen)

3 Knoblauchzehen fein hacken und leicht mit Pflanzenöl anbraten. 600 g Zucchini in Scheiben schneiden und 2 mit der Hand ausgequetschten Tomaten in der Pfanne dünsten, zu

dem Knoblauch geben, schmoren lassen und für wenige Minuten mit 1 Lorbeerblatt dünsten. Danach mit Vollmeersalz, einer Prise Pfeffer und Oregano würzen und ½ Tasse Wasser hinzugeben. Das Ganze zudecken und ca. 10 Minuten schmoren lassen.

⑥ Zucchinigemüse

Zwiebeln in Pflanzenöl glasig dünsten, Zucchinischeiben dazu ganz kurz dämpfen. Mit Zitronensaft, Knoblauch, gemahlenem Kümmel, Tomatenpulver, Kerbel, Petersilie, Kräutersalz und Vollmeersalz würzen.

⑦ Zucchini-Melonen-Salat

Pflanzenöl, etwas Honig, Apfelessig, etwas granulierter Knoblauch, Kräutersalz, Vollmeersalz gut verrühren und über rohe Zucchini- und Melonenstückchen geben. Kühl stellen.

⑧ Brokkoli natur

Brokkoli putzen, im Dampfdrucktopf auf das gelochte Sieb legen. Viel gemahlenen Kümmel und etwas Kräutersalz in die Röschen einstreuen. Ca. 5 – 8 Minuten im Dampf garen, mit zerlassener Butter (Pflanzenmargarine) beträufeln. (Zu Kartoffelbrei servieren.)

⑨ Gebackener Blumenkohl

Einen Blumenkohl zerteilt man in Röschen, kocht diese halb gar, paniert sie in Sojamehl, das man vorher mit Wasser angerührt hat, und backt sie in Öl.

⑩ Schwarzwurzeln mit Rahm

a) Man kocht die geschnittenen Schwarzwurzeln in Wasser, gibt sie auf ein Sieb und läßt sie abtropfen.
   Dann erwärmt man süßen Rahm, gibt die Schwarzwurzeln hinein und läßt sie langsam ziehen. Von der Schwarzwurzelbrühe kocht man eine Suppe.
b) Man dämpft die vorbereiteten Schwarzwurzeln in Butter, füllt mit wenig Wasser, dann mit Sahne auf und läßt die Schwarzwurzeln weich kochen.
c) Man kann von beiden Arten auch einen Auflauf unter Zugabe von Eigelb herrichten.

⑪ Artischocken gedämpft

6 mittlere Artischocken (harte Außenblätter entfernen und Blätterspitzen abschneiden) stückweise in Viertel schneiden. 1 Zwiebel, 2 Knoblauchzehen und 3 Karotten fein schneiden. In den Römertopf geben und etwas Paprika, 2 Nelken, 1 Tasse Wasser und die in Viertel geteilten Artischockenstücke mit Kräu-

tersalz und Petersilie dazufügen. Das Ganze zudecken und bei mittlerer Hitze 20 bis 25 Minuten schmoren lassen.

⑫ Gebackener Kürbis

1 000 g Kürbis schälen und Samenkörner entfernen (von der Mitte), und in etwa 1 cm dicke Scheiben schneiden. Diese in eine flache Backschale legen und Pflanzenöl darüber streichen, mit Frugola würzen. Bei 300 Grad 25 Minuten bakken und vor dem Servieren Butterflöckchen darauflegen.

⑬ Gespickte Auberginen mit Backzwiebeln (4 Personen)

4 mittlere Auberginen waschen, trocknen und Kopf abschneiden. In 4 Längsschlitze je eine halbe Knoblauchzehe legen. Auberginen dann mit 4 geschälten Zwiebeln in die mit Pflanzenöl bestrichene Auflaufform oder in den Römertopf legen und mit Frugola würzen. Zugedeckt bei 250 Grad für etwa ½ Stunden bakken.

⑭ Fenchelgemüse

Fenchel halbieren, in wenig Vollmeersalz-Zitronenwasser weichdämpfen. Mit folgender Sauce übergießen: Sojamehl mit Pflanzenöl leicht bräunen, mit etwas Wasser

auffüllen. Thymian, Kräutersalz, Schmelzkäse hineingeben (löst sich auf). Mit gehacktem Fenchelkraut servieren.

⑮ Gedämpfte Chicorée mit Zitrone

Man rechnet pro Person 2 Stangen. Das Gemüse wird in frischer Butter auf kleiner Flamme ca. 10 Minuten ringsum gebraten, mit Zitronensaft beträufelt und mit Vollmeersalz und hartgekochtem, kleingehacktem Eigelb bestreut.

⑯ Paprikagemüse

Kleingeschnittene grüne Paprika zu gleichen Teilen mit Äpfeln und Tomaten sowie etwas Zwiebeln vorsichtig unter Zugabe von ganz wenig Wasser in Butter dünsten. Abschmecken mit Kümmel, gemahlenem Paprika, Tomatenmark, Thymian, Knoblauch, Basilikum und Vollmeersalz.

⑰ Stangenbohnensalat (für 4 Personen)

500 g grüne Bohnen waschen und z. B. im Römertopf dünsten: 2 Tomaten in Viertel schneiden, 1 Zwiebel und 1 Knoblauchzehe sehr fein mit 1 Paprika, 100 g Gurken, Petersilie und 100 g Kapern schneiden. Alles zusammen mit 1 TL Pflanzenöl,

Obstessig, 1 TL Suppenwürze und einer Prise Oregano mischen. Mit etwas fein gehackter Petersilie bestreuen und anschließend servieren.

⑱ Amerikanischer Fruchtsalat

Das Fleisch von einer Grapefruit, 2 Orangen, 2 süßen Äpfeln, 100 g Ananas in Würfel schneiden, eine kleine Knolle Sellerie raspeln und zum Fruchtfleisch geben. Mit 2 Eßlöffeln voll gequollener Sultaninen, 50 g grobgehackten Walnüssen, 2 Teelöffeln Bienenhonig, dem Saft von 2 Zitronen und der abgeriebenen Schale einer Orange gut mischen, 30 Minuten ziehen lassen. Gekühlt zu gebratenem Fisch oder Fleisch oder Geflügel servieren.

⑲ Mailänder Salat

8 Kopfsalatherzen und die Scheiben einer Orange halbieren, mit 8 entsteinten Sauerkirschen, 1 Eßlöffel Bienenhonig, 8blättrig geschnittenen Haselnüssen, dem Saft und der geriebenen Schale einer Orange, ein paar Tropfen Cognac und 50 g Vollmilchjoghurt gut vermischt anrichten.

⑳ Wirsing auf ungarische Art

200 g Zwiebeln in 30 g Butter leicht andünsten. Mit ½ l Gemüsebrühe und 1 TL Vollmeersalz auffüllen, den geviertelten Wirsing darin 15 – 20 Minuten leicht kochen lassen und dann abseien. Dieses Kochwasser noch einmal erhitzen, vom Herd nehmen, 200 g süße Sahne unterrühren, mit Salz und 2 TL süßem Paprika abschmecken, über das Gemüse schütten und zehn Minuten ziehen lassen. Nicht mehr aufkochen lassen.

㉑ Rote Bete Gemüse

Man raffelt 1000 g rote Bete grob, schneidet 2 große Zwiebeln und 300 – 500 g Äpfel (je nach Säure) in Scheiben und läßt dies in wenig Gemüsebrühe mit 1 TL Salz, 4 Gewürznelken, 2 Pimentkörnern und 2 Lorbeerblättern nicht zu weich kochen. (Das Kochwasser sollte fast verkocht sein.) Dann gibt man 2 EL Apfelessig hinzu.

㉒ Zuckererbsensalat

1000 g Zuckererbsen mit wenig Wasser etwa 8 Minuten leicht kochen und in einem Sieb gut abtropfen lassen. Das Zuckererbsenwasser auffangen und mit 8 EL süßer Sahne verfeinern. Mit 4 TL vegetarischer Streuwürze abschmecken. 400 g geputzte Champignons roh zu den Zuckererbsen geben und mit der Soße übergießen. Mit gehackter Petersilie servieren.

Eiweiß-mahlzeiten

① Zwiebelfleisch (4 Personen)

Man dünstet 2 – 3 Zwiebeln in Öl glasig, gibt 500 g gewürfeltes Rindfleisch hinzu, gewürzt mit Kräutersalz, Thymian, Majoran, gart es bei mittlerer Hitze und gibt anschließend ⅛ l sauren Rahm hinzu.

② Gehacktes Fleisch mit Karotten (4 Personen)

1 kleine Zwiebel dünstet man in etwas Fett, vermischt sie mit 1 Pfund gehacktem Rindfleisch, 4 – 5 geriebenen Karotten und würzt mit Kräutersalz, Thymian und Basilikum. Sodann füllt man die Masse in eine gefettete Jenaer-Glasform und dämpft das Gericht bei mäßiger Hitze gar.

③ Krautrouladen

500 g gehacktes Rindfleisch, 1 Ei, 2 kleine gewiegte Zwiebeln, Kräutersalz, Basilikum, Thymian sowie zerkleinerte Krautreste mischen: in Weißkohlblätter einwickeln und dünsten.

④ Gefüllte Paprikaschoten

Paprikaschoten aushöhlen und Zwiebeln, Hackfleisch, ein Ei, geriebene Äpfel, Petersilie und etwas Öl mischen, die Paprikaschoten damit füllen, mit etwas Wasser im fest verschlossenen Topf 20 Minuten dünsten.

⑤ Tatarbeefsteak

Geschabtes Rindfleisch, Kräutersalz, eine feingeschnittene Zwiebel, 1 Eigelb und gewiegte Kräuter werden gemischt. Man serviert dazu Sauerkraut oder Bohnen als Salat, Gemüse und Rohkost.

⑥ Cordon bleu

Man klopft ein Kalbsschnitzel sehr breit, würzt es mit Vollmeersalz und Salbei, einer kleinen Prise für jede Seite, streicht recht dünn Rahmkäse darüber, rollt es ein, hält es mit Zahnstochern oder Rouladenspießen zusammen und brät es.

⑦ Gedämpftes Huhn in Tomatentunke (4 Personen)

Ein gedämpftes Huhn zerlegt man, wenn es weich ist, in Stücke, gibt diese in eine pikante Tomatentunke und läßt das Ganze 20 Minuten langsam durchziehen. Man richtet auf einer Platte an, umlegt mit gedämpften grünen Bohnen und gibt Blattsalat dazu.

⑧ Hähnchenbrust auf Gemüse

400 g Möhren in dünne, schräge Scheiben schneiden, 450 g Kohlrabi halbieren und in ebenfalls dünne Scheiben schneiden. 2 kleine Zwiebeln schälen und fein würfeln. Gemüse und Zwiebeln in eine flache Porzellanform einschichten und mit $\frac{1}{8}$ l Frugolabrühe übergießen. 20 g Butter in Flöckchen auf das Gemüse setzen und die Hähnchenbrüste, 4 Stück à ca. 150 g, garen. 1 Bund Kerbel waschen, abtropfen lassen und bis auf ein paar Blättchen zum Garnieren fein hacken und unter 1 Joghurt mischen. Den Kerbeljoghurt über die Hähnchenbrüstchen geben und erneut überbacken.

⑨ Ragout fin in Muscheln

50 g in feine Streifen geschnittene Ochsenzunge, 50 g in feine Streifen geschnittenen Kalbsbraten, 50 g Spargel, in feine Blättchen geschnitten, 1 EL Kapern, 2 Eigelb, 1 Tasse Milch, 1 Prise Vollmeersalz und etwas Paprika gut mischen. Gut gefettete Muschelform bis zum Rand füllen, mit Butterflöckchen versehen und ca. 15 Minuten im Ofen überbacken. Mit Zitronenscheiben und einer Schüssel Kopfsalat servieren.

⑩ Waldorf-Astoria-Salat

Eine kleine abgekochte Sellerieknolle, einen geschälten, süßen Apfel, 125 g gekochtes Hühnerfleisch (Resteverwertung), das Fleisch von 2 kernlosen Orangen, 10 grob gehackte Walnüsse, die geriebene Schale einer Orange, 1 Schuß Cognac, 125 g Mayonnaise (selbstgemacht) mischen. Portionsweise auf grünen Salatblättern anrichten.

⑪ Gefüllte Sellerie

Eine große Knolle Sellerie in leichtem Salzwasser garkochen, erkaltet schälen, halbieren, mit einem kleinen TL aushöhlen, mit Zitronensaft würzen, die ausgekratzten Abfälle zerdrücken, mit kleingeschnittenen Resten von Geflügel, Braten, Zunge, einer kleingehackten Gurke, einem $\frac{1}{2}$ geraspelten süßen Apfel, 1 TL Kapern und Mayonnaise aus Bioghurt, Eigelb, Öl und Zitrone untermischen. Diese Farce in die Sellerie einfüllen. Gekühlt auf Kopfsalatblättern servieren.

⑫ Geflügelsalat mit Orangen

200 g gekochtes oder gebratenes Geflügelfleisch (Resteverwertung) in kleine Würfel schneiden, mit dem Fleisch von 2 Orangen, einer Handvoll geschälter, halbierter Mandeln, die geriebene Schale einer Orange, 125 g selbstgemachter Mayonnaise und einem Schuß Cognac gut mischen, in Muschelschalen servieren.

⑬ Amerikanischer Karottensalat

250 g rohe, gewaschene Karotten zu Mus reiben, mit 50 g geraspelter Kokosnuß, 50 g kleingeschnittenem magerem Schinken, dem Saft von 2 und der geriebenen Schale von einer Orange und 125 g selbstgemachter Mayonnaise mischen. Zu Salat servieren.

⑭ Spargel mit Schinken und Orangen

In 5 cm lange Stücke geschnittener, geschälter Spargel wird gargekocht, mit feingewiegtem rohen Schinken und entkernten Orangenscheiben wechselweise in eine sparsam gefettete Auflaufform gelegt. Obenauf kommen die Spargelköpfe, die mit reichlich Butterflöckchen bestreut werden, darüber gibt man ½ Tasse leicht gesalzenen süßen Rahm, 20 Minuten im heißen Ofen backen und in der Jenaer-Glasform servieren.

⑮ Italienischer Salat

Man schneidet Fisch oder Fleisch nach dem Kochen in kleine Würfel, ebenso Äpfel, Sellerie, rote Bete und Gurken. Nun vermischt man alle diese Zutaten mit selbstgemachter Mayonnaise aus Bioghurt, Öl und Zitronensaft.

⑯ Fischauflauf

Fischfilet, mit Meersalz und Zitronensaft gewürzt, legt man in eine mit Butter ausgestrichene Jenaer-Glasform, abwechselnd mit Tomatenscheiben und kleingeschnittenen, vorgedämpften Gemüsen belegt, gibt Butterflöckchen darauf und läßt das Gericht im eigenen Saft etwa 20 Minuten dünsten.

⑰ Fischragout in Muscheln

Reste von gekochtem Fisch in kleine Stücke teilen. 2 TL Tomatenmark, eine feingehackte mildsaure Gurke, 4 gehackte Walnußkerne, 1 TL Rosenpaprika, 2 Tassen Milch und 2 Eigelb gut mischen und darüber gießen, in gefettete Muscheln füllen, mit etwas Butterflöckchen bestreuen, ca. 10 Minuten im heißen Ofen überbacken. Vor dem Servieren mit einer Gabel in die Kruste stechen und ein paar Tropfen ungesüßten Wein einfüllen. Zu grünem oder Sauerkraut-Salat servieren.

18 Italienischer Lachssalat

2 dicke Lauchstangen gut waschen, das Grüne abschneiden, das Weiße in dünne Ringe schnitzeln, mit feingewiegtem geräuchertem Lachs, dem Saft und der geriebenen Schale einer Zitrone und selbstgemachter Mayonnaise gut mischen. Portionsweise auf grünen Salatblättern anrichten.

19 Salat San Remo

4 reife, gehäutete Tomaten in dünne Scheiben schneiden, mit einem gekochten, gehackten Eigelb, einigen Krabben, einer geriebenen Zwiebel und mit kaltgepreßtem Olivenöl mischen. Auf Kopfsalat servieren.

20 Schwedischer Krabbensalat

125 g Krabben, 100 g geraspelte, rohe Sellerie, 1 Tasse in Butter gedämpfte grüne Erbsen, einen kleingeschnittenen Apfel, 125 g selbstgemachte Mayonnaise gut mischen, kühl stellen und auf Salatblättern servieren.

21 Weißkraut mit Tomaten und Käse

Feingeschnittenes, abgebrühtes Weißkraut, zerkleinerte Tomaten und geriebenen Käse schichtet man abwechselnd in eine Auflaufform (mit Butter einfetten), nachdem man nach Geschmack mit Kräutersalz und Kümmel gewürzt hat. Man backt den Auflauf bei mäßiger Hitze.

22 Gratinierte Fenchel (für 4 Personen)

600 g Fenchel gut waschen, in vier Stücke längs teilen und in gesalzenem Wasser für etwa 20 Minuten aufkochen lassen. Aus dem Wasser nehmen und in einer flachen, mit Butter eingeriebenen Backschale verteilen. 150 g Parmesankäse darüber, und darauf wiederum etwas süßes Paprikapulver streuen. Bei 250 Grad für etwa 10 Minuten backen, bis der Käse goldbraun wird.

23 Gebackene Brokkoli (für 4 Personen)

800 g Brokkoli dünsten, mit 3 Knoblauchzehen feingehackt überstreuen und Tomatenscheiben von 6 frischen Tomaten darüber verteilen. Mit 125 g Parmesan bei 300 Grad etwa 20 Minuten überbacken.

24 Salat von Schweizer Käse

Man hobelt den Käse in feine Schnitzel, legt ihn lageweise mit zerkleinertem Rohgemüse in eine Glasform, gibt Bioghurt darüber und läßt ihn durchziehen.

㉕ Malfatti (für 6 Personen)

1 000 g Spinat kurz dünsten, aus dem Wasser nehmen und mit beiden Händen soweit wie möglich die Wasserreste auspressen. Spinat mit 500 g Ricotta oder frischem Hüttenkäse vermischen, 50 g gehackte Petersilie, 50 g frischen Basilikum dazugeben und mit Muskatnuß, Salz und Pfeffer würzen. Die Mischung dann mit der Hand in kleine frikadellenähnliche Bällchen formen und in Dampf für 5 – 10 Minuten aufwärmen. Mit gemischtem Salat servieren.

㉖ Gebackener Spinat (für 4 Personen)

1 000 g frische Spinatblätter, in einem Minimum an gesalzenem Wasser aufkochen (oder im Römertopf) und garen. Danach Wasserreste mit den Händen auspressen. 6 Eier schlagen, 1 Prise Muskatnuß und 2 Knoblauchzehen dazugeben, im Römertopf mit dem Spinat vermischen und ohne Deckel backen bis das Ei gestockt ist.

㉗ Überbackener Blumenkohl (für 4 Personen)

1 000 g Blumenkohl, 2 Eier, 3 Dessertlöffel Pflanzenöl, 1 Prise Muskatnuß, 1 Prise Paprika süß, nach Wunsch fein gehackte Petersilie, Frugola:

1 000 g Blumenkohl ganz in Salzwasser aufkochen, so daß er noch fest am Stück bleibt (10 Minuten). Danach abtropfen lassen und in kleine mundgroße Stücke schneiden. Römertopf oder Auflaufform mit 1 TL Pflanzenöl gut anheizen und Blumenkohl hineingeben. Danach mit 2 geschlagenen Eiern, Petersilie, einer Prise Muskatnuß und Paprika übergießen, gewürzt überbacken, bis es eine goldbraune Farbe hat.

㉘ Landstreicher Gemüsetopf (für 4 Personen)

4 mittelgroße Zwiebeln schälen und in dünne Ringe schneiden, 2 Paprika (wenn möglich eine grüne und eine gelbe), in dünne Streifen schneiden, 4 mittelgroße Tomaten und 1 mittelgroße Aubergine ebenso. Zwiebeln mit Pflanzenöl anbraten (am besten in backfester Glasschale mit Deckel). Dann schichtweise, erst Paprika dann Aubergine, dann Tomaten aufeinanderlegen mit 5 Minuten Schmorzeit zwischen jeder Schicht. Danach 4 separat geschlagene Eier (Eiweiß erst schlagen und Eigelb dazugeben) mit Vollmeersalz, einer Prise Muskatnuß und Pfeffer gewürzt darüber gießen und in den vorgeheizten Ofen bei 250 Grad für etwa 10 Minuten stellen, bis das Ei festgebacken ist. Vor dem Servieren mit süßem Paprika überstreuen und mit gehackter Petersilie garnieren.

㉙ Königsberger Klopse

50 g Zwiebeln würfeln, anschwitzen, mit 500 g Rinderhack, 1 Ei, Kräutersalz, Pfeffer in eine Schüssel geben und zu einer glatten Hackfleischmasse vermengen. Mit nassen Händen Klopse formen à 60 g schwer. 1 Zwiebel mit Lorbeerblatt und Nelken spicken und in einer Gemüsebrühe aufkochen. 10 Minuten die Klopse darin garen. Mit dem Schaumlöffel herausnehmen. Aus 20 g Butter und 25 g Sojamehl eine helle Schwitze bereiten, mit der Brühe auffüllen und mit Sauerrahm und Kapern abschmecken. Klopse in der Soße servieren.

㉚ Geschmortes Rind mit Gurken und Minze

1 kg mageres Rindfleisch in große Würfel schneiden. 4 EL Olivenöl mit 2 zerdrückten Knoblauchzehen, 10 feingehackten Minzblättchen, Salz und Pfeffer verrühren. Über das Fleisch geben. Fleisch anbraten und dann in einen geschlossenen Bräter legen mit 4 geviertelten Tomaten und 250 g groben Zwiebelwürfeln. Auf 200° C (Gas Stufe 3) eine Stunde schmoren lassen. 500 g Gurken in geschälten Stücken zum Fleisch geben und 20 Minuten weiterschmoren lassen. 1 EL grüne Pfefferkörner unterrühren, mit Salz und Pfeffer abschmecken und mit gehackter Petersilie bestreut servieren.

㉛ Burgunderbraten

600 g Rinderbraten in einen Sud von 2 Zwiebeln, 2 Karotten, 2 Lorbeerblättern, 3 Nelken und 5 Pfefferkörnern einlegen. Mit Rotwein aufgießen, bis das Fleisch bedeckt ist. Vier Tage ziehen lassen, dann abseihen, in den Brattopf geben und in der Bratröhre dünsten. Zwischendurch mit Rotweinsud angießen. Gemüse und Bratensaft werden gemixt und mit Sahne abgeschmeckt.

㉜ Sauerbraten

Rezept wie Burgunderbraten, aber anstatt Rotwein Buttermilch nehmen.

㉝ Hackbraten

500 g Rinderhack und 300 g gekochtes Gemüse (Karotten, Sellerie, Tomaten, Zwiebeln) mit einem Ei sowie Cayennepfeffer, Kräutersalz, Muskat und einem aufgelösten Brühwürfel verkneten und im Backofen in einer gefetteten Form 45 − 60 Minuten bei 200°C braten. Die gleiche Masse kann auch zu Frikadellen verarbeitet werden.

Kohlenhydrat-mahlzeiten

Grundrezept für Aufläufe

Man kocht zuerst Bohnen oder Blumenkohl in Wasser. In diesem Abbrühwasser gart man dann das Getreide oder den Vollreis oder die Vollkornnudeln.
Dann gibt man z. B. eine Lage Gemüse und eine Lage Vollkorngetreide abwechselnd in die Auflaufform. Obenauf setzt man Flocken aus Kräuterdoppelrahmkäse und überbackt hellbraun in der Röhre.

Kartoffelspeisen

① Gefüllte Kartoffeln

a) Gut gebürstete Kartoffeln brät man im Backofen, pellt sie und höhlt sie aus. Die ausgehöhlten Kartoffelmassen treibt man durch ein Sieb, vermischt diese Masse mit ein wenig gebratenem Speck, gebratenen Zwiebeln, mit Eigelb, Petersilie, füllt damit die ausgehöhlten Kartoffeln und erwärmt sie noch einmal im Ofen.

b) Rohe Kartoffeln höhlt man aus, füllt sie mit feingeschnittenen gedämpften Zwiebeln und gehackten Pilzen, setzt sie in eine Auflaufform, bestreut sie mit Butterflöckchen und brät sie im Backofen gar.

② Bauernfrühstück

In eine sparsam mit Butter ausgestrichenen Auflaufform gibt man schichtweise gekochte, in Scheiben geschnittene Kartoffeln, Zwiebeln, die man mit wenig Speckwürfeln gedünstet hat, und sauren Rahm. Auf den Auflauf setzt man Butterflöckchen und wärmt ihn im Ofen.

③ Kartoffelauflauf

Man gibt in eine sparsam gefettete Auflaufform abwechselnd gekochte, in Scheiben geschnittene Kartoffeln, gedämpfte Gemüse wie Karotten, Erbsen, Bohnen, Wirsing oder Gemüsereste mit gedünsteten Zwiebeln, zuletzt Kartoffeln mit Butterflöckchen und überbackt alles.

④ Kartoffelbrei

a) Mehlige, gekochte Pellkartoffeln treibt man durch ein Sieb, verrührt sie in einer Schüssel mit kochendem Wasser und etwas Butter oder Rahm.

b) Man treibt gekochte Salzkartoffeln durch ein Sieb, vermischt sie mit dem Abgießwasser und etwas Butter oder Rahm.

c) Man vermischt gekochte, geriebene Kartoffeln mit Eigelb, Vollmeersalz, feingewiegter Petersilie und etwas Vollkornmehl, gibt die Masse in eine geschlossene Puddingform und kocht sie im Wasserbad ½ Stunde.

⑤ Kartoffelküchelchen

Reste von Kartoffelbrei oder 24 Stunden vorher gekochten, ausgekühlten, geriebenen Kartoffeln vermischt man mit Vollkornmehl, Eigelb und feingewiegten Kräutern, formt Küchelchen und backt sie auf beiden Seiten braun.

⑥ Quark-Küchlein

24 Stunden vorher gekochte, geriebene Kartoffeln vermischt man zu gleichen Teilen mit trockenem Quark, würzt mit Rosinen und formt aus der Masse kleine Frikadellen, die man in der Pfanne brät.

⑦ Kartoffeln in der Schale

Kleinere Kartoffeln werden gut gebürstet, ungeschält halbiert auf der Schnittfläche mit Kümmel bestreut und auf einem sparsam mit Butter bestrichenem Blech etwa ¾ Stunde gebacken. (Schnittfläche nach oben)

⑧ Würzkartoffeln

Kartoffeln (Salatware) in Dampf garen, erkaltet schälen und auf der groben Reibe reiben.
Zwiebeln feingehackt in Pflanzenöl glasig werden lassen, Kartoffeln zugeben, mit viel gemahlenem Kümmel, etwas Knoblauch und wenig Vollmeersalz würzen.
Mit grünem oder gemischtem Salat servieren.

⑨ Kräuterkartoffeln mit Butter

200 g frisch gekochte Kartoffeln schälen und auf einem Teller halbiert anrichten. Frische Kräuter nach Wahl darüberstreuen und 30 g Butter über die Kartoffeln verteilen und schmelzen lassen. Heiß servieren!

Kohlenhydratmahlzeiten 61

⑩ Zucchini, gefüllt mit Kartoffelpüree (für 4 Personen)

750 g Kartoffeln schälen, waschen und 20 Minuten kochen. 4 große Zucchini putzen, waschen, je einen dünnen Deckel abschneiden und mit einem Kugelstecher aushöhlen, dabei kleine Kugeln formen. Die Deckel in dünne Streifen schneiden. Ausgehöhlte Zucchini in Wasser mit Frugola 5 Minuten kochen. 1 Zwiebel schälen, fein würfeln. 50 g durchwachsenen Speck ebenfalls würfeln und in 20 g Butter anbraten. Zwiebeln kurz mit andünsten. Kartoffeln abgießen, durch die Kartoffelpresse drücken oder stampfen und mit dem Speck-Zwiebel-Gemisch verrühren. Mit Frugola abschmecken. In einen Spritzbeutel ohne Einsatz füllen und die Zucchini damit füllen. 40 g Butter für die Bechamelsauce erhitzen, etwas Mehl darin anschwitzen und mit ¼ l Vollmilchjoghurt ablöschen. Unter Rühren aufkochen lassen. Zucchinikugeln und -streifen zugeben, ca. 5 Minuten darin kochen lassen. 1 Bund Petersilie waschen, trockentupfen, fein hacken und bis auf 1 Teel. in die Sauce rühren. Gemüsesauce auf eine tiefe Platte geben, Zucchini darauflegen. Mit der restlichen Petersilie bestreuen und kurz im Backofen übergrillen.

⑪ Kartoffel-Champignon-Auflauf (für 4 Personen)

750 g Kartoffeln waschen, in Salzwasser kochen, heiß pellen und nach dem Erkalten in Scheiben schneiden. 500 g Champignons waschen und in Scheiben schneiden. Zwiebeln schälen und in Ringe schneiden. Beides kurz anbraten und mit Vollmeersalz würzen. Die Auflaufform ausfetten. Kartoffelscheiben und das Pilz-Zwiebel-Gemüse abwechselnd einfüllen. Die oberste Schicht sollen Kartoffeln sein. Saure Sahne mit 2 Eigelb verrühren, über den Auflauf gießen und diesen im vorgeheizten Backofen (200 Grad) etwa 30 Minuten überbacken.

⑫ Gebackene Kartoffeln

600 g Kartoffeln in dünne Scheiben schneiden und mit 200 g Bechamelsauce zusammen mischen. Basilikum, 1 Prise Muskatnuß und Frugola darüber streuen und im Ofen bei 250 Grad für 30 Minuten backen. Vor dem Servieren 50 g Butter in Scheiben schneiden, darüber verteilen und mit gemischtem Salat servieren.

⑬ Grünkernschnitten

250 g geschroteten Grünkern in Wasser aufkochen und ausquellen lassen. 200 g gewürfelten, gedünsteten Lauch, 500 g Quark, 100 g Schmand (saure Sahne) und 2 Eigelb verrühren und mit Muskat, Kräutersalz, Estragon und Schnittlauch würzen. Alle Zutaten vermischen, in eine gefettete, mit Semmelmehl bestreute Auflaufform geben und mit 100 g Wörishofener Käse (60 %) bei 180° C etwa 40 Minuten überbacken.

⑭ Schafskäsepizza

Einen Hefeteig wie üblich aus 350 g Vollkornweizenmehl, 20 g Hefe, 200 ml Wasser, 50 ml Öl und 1 TL Vollmeersalz zubereiten. Den Teig auf ein mit Butter eingepinseltes Backblech legen und nochmals 10 Minuten gehen lassen. In einem Topf 1 Zwiebel glasig dünsten, 250 g kleingeschnittenen Lauch und 100 g kleingewürfelten Schafskäse mit 1 Becher Sauerrahm und Basilikum dazugeben. Diese Masse auf dem dünn ausgerollten Pizzateig verstreichen. 200 g Schafskäse in Würfel schneiden mit 200 g Oliven auf die Käse-Gemüsemasse verteilen, mit Oreganum bestreuen und bei ca. 200°C 20 – 25 Minuten überbacken.

⑮ Buchweizenfrikadellen

200 g Buchweizen in 1 l Wasser langsam gar kochen, etwa 15 – 20 Minuten ausquellen lassen. 2 gehackte Zwiebeln oder eine große Stange Lauch glasig dünsten mit 1 TL Koriander. Den gekochten Buchweizen mit den Zwiebeln, 1 – 2 EL Vollkornweizenmehl, 1 TL Basilikum, 1 TL Majoran, etwas Salz und Knoblauch und 2 – 3 Eigelb mischen und kleine Klöße formen. Die Frikadellen können – auch paniert – in Öl ausgebacken werden oder ebenso auf dem Backblech. Nach dem Backen etwas Butter daraufgeben.

⑯ Pikante Champignontorte

150 g Weizenkörner fein mahlen und mit ¼ TL Meersalz, 1 Eigelb und 100 g weicher Butter verkneten. Wenn nötig etwas Wasser zufügen. Den Teig in eine gefettete Springform (26 cm) geben und 1 Stunde kalt stellen. 1 kg Champignons in Scheiben in 40 g Butter dünsten, bis alle Flüssigkeit verdampft ist. Mit 1 TL vegetarischer Streuwürze und 2 Knoblauchzehen sowie 100 ml süßer Sahne verfeinern und auf dem Teig verteilen. 200 g Frischkäse mit wenig Wasser sämig rühren, auf die Pilze geben und die Torte bei 180°C etwa 40 – 50 Minuten backen. Warm servieren.

Mehlspeisen

① Grünkernschnitten
(für 4 Personen)

250 g Grünkernflocken läßt man in Wasser aufquellen, fügt 40 g Hefe sowie 3 EL Semmelbrösel, 1 gehackte Zwiebel, etwas Kräutersalz und Vollkornmehl dazu, formt kleine Frikadellen aus der Masse und backt sie in Öl. Man kann unter diese Frikadellen auch durchgemahlene Gemüsereste mischen.

② Pilz- oder Sauerkrautpastete
(für 4 Personen)

Man knetet einen Teig aus 200 g Vollkornroggenmehl, 100 g Vollkornweizenmehl, 150 g Butter, Vollmeersalz, ½ Tasse Wasser. ⅔ des Teiges gibt man in eine gefettete Auflaufform, belegt ihn mit 500 g Pilzen, die man in feingeschnittenen Zwiebeln gedünstet, mit Vollmeersalz abgeschmeckt und mit Eigelb und Sahne vermischt hat. Nun setzt man den Rest des Teiges als Deckel darauf und backt die Pastete im Backofen. Man kann die Pastete statt mit Pilzen auch mit Sauerkraut füllen.

③ Weißkrautbratlinge
(für 4 Personen)

1 500 g Weißkraut zerteilt man in Blätter, brüht sie ab, püriert sie, vermischt diese mit 6 EL gemahlenem Grünkern, 1 gehackten Zwiebel, Vollmeersalz, Frugola und Paprika und läßt es ½ Stunde stehen. Sodann formt man Bratlinge, dreht sie in Weckmehl und backt sie in Öl.

④ Dampfnudeln
(für 4 Personen)

a) Aus 400 g Weizenschrot, 125 g Butter, 80 g Honig, 30 g Hefe, ⅛ l Wasser mit Sahnoghurt bereitet man wie üblich einen Teig, den man fingerdick ausrollt. Man sticht runde Stückchen, die man mit 3 Eigelb bestreicht und nach dem Gehen backt.

b) Man läßt in einem Topf ein Glas Wasser mit etwas Butter und Salz kochen, setzt die wie oben beschriebenen vorbereiteten Dampfnudeln hinein und läßt sie auf sehr schwachem Feuer etwa 20 Minuten bei geschlossenem Deckel backen, bis das Wasser aufgesogen ist und die Dampfnudeln zu zischen beginnen.

ausbacken. Die Pfannkuchen auf die Teller verteilen und mit Tomatenscheiben belegen. Den Kräuterquark dazureichen.

⑤ Hefepfannkuchen (für 4 Personen)

Man bereitet von 500 g Mehl, Wasser nach Bedarf, 20 g Hefe, einer Prise Salz einen dünnflüssigen Teig, backt daraus in einer mit Öl gefetteten Pfanne hauchdünne Pfannkuchen und füllt sie mit dem Quark (250 g), den man mit 1 Eigelb, 1 EL Honig und einigen Rosinen verrührt hat. Diese Pfannkuchen müssen heiß gegessen werden. Statt der Quarkfüllung kann man Pilze, Heidelbeeren oder eine Nußfülle nehmen.

⑥ Buchweizenpfannkuchen

250 g Buchweizenmehl, 300 ml Wasser, 50 g Butter, 1 Prise Vollmeersalz und 2 Bund frischen Schnittlauch untereinander mengen. Den Teig 10 Minuten ruhen lassen. In der Zwischenzeit 250 g Quark mit 2 EL kaltgeschlagenem Öl, Kräutern nach Wahl und etwas süßer Sahne cremig rühren. Mit Vollmeersalz und Pfeffer abschmecken. 800 g Tomaten in Scheiben schneiden. Den Teig in einer Pfanne mit etwas Öl zu Pfannkuchen auf jeder Seite 3–5 Minuten schonend

⑦ Zwiebelbrötchen

Aufgeschnittene Weizenschrotbrötchen, bestreicht man mit Öl und gedünsteten Zwiebeln und überbackt sie im Ofen.

⑧ Brotauflauf

Man überbrüht Weizenvollkornbrot mit kochendem Wasser und vermischt es, wenn es vollständig erweicht ist, mit Rahm, 1−2 Eigelb, 1−2 TL Honig, 50 g Butter je nach Brotmenge und backt den Auflauf bei mittlerer Hitze.

⑨ Haferflocken mit Karotten

5 EL Haferflocken läßt man 10 Minuten in $\frac{1}{8}$ l Wasser weichen und vermischt dann mit 5−6 geriebenen Karotten, 125 g geriebenen Haselnüssen und etwas Honig.

Mehlspeisen 65

⑩ Quarkauflauf

125 g Butter und 120 g Honig werden miteinander verrührt, dann gibt man 250 g Quark, 2 Eigelb, etwas Vanille, 60 g gehackte Mandeln, 60 g Sultaninen und zuletzt 300 g Vollkornmehl und ½ Beutelchen Backpulver hinzu. Man backt das Ganze in einer Auflaufform. Der Quarkauflauf kann auch kalt gegessen werden.

⑪ Quarkklöße

250 g Quark, 300 g Vollkornmehl, 1 Eigelb, 1 EL Honig, 1 Messerspitze Vollmeersalz werden vermengt. Die daraus geformten Klöße kocht man in Wasser gar. Anschließend schwenkt man sie in flüssiger Butter und serviert sie mit Honig und Zimt.

⑫ Dinkel mit Banane

280 g Dinkel, volles Korn, über Nacht einweichen und am nächsten Tag etwa 25 Minuten kochen und ausquellen lassen. 2 Bananen in feine Scheiben schneiden und mit 400 g Sahne-Dickmilch verrühren. Den gekochten Dinkel, mit 1 TL Honig gesüßt, dazugeben und mit einigen gehackten Mandeln und 4 EL eingeweichten Rosinen verfeinern.

⑬ Kaiserschmarren (für 4 Personen)

8 Eigelb, 8 EL Vollkornmehl, 4 EL Wasser, 4 EL Sahne, 100 g Rosinen, 1 Prise Salz, etwas Pflanzenfett.
Eigelb, Wasser und Sahne mit dem Schneebesen schaumig schlagen. Vollkornmehl unterheben, Pflanzenfett in einer großen Pfanne erhitzen. Die Masse in das heiße Fett geben, die eingeweichten Rosinen darauf streuen. Den Pfannkuchen wenden, mit zwei Gabeln in der Pfanne zerreißen, mit Honig und Zimt servieren. Es passen auch Heidelbeeren dazu.

⑭ Scheiterhaufen

Altbackenes Vollkornhefegebäck schneidet man in fingerdicke Scheiben, gibt diese in eine ausgefettete, feuerfeste Form, streut eine Schicht Blaubeeren oder vorher eingeweichtes, kurz aufgekochtes Trockenobst (Pflaumen, Äpfel, Aprikosen usw.), das man in Streifen geschnitten hat, darüber. ⅛ l Sauerrahm. ¼ l Sprudel und die abgeriebene Schale einer Zitrone werden durchgemixt und über die Scheiben verteilt. Backzeit im Rohr bei Mittelhitze etwa 20 Minuten.

⑮ Russische Blinis

$\frac{1}{8}$ l Sahne mit $\frac{2}{8}$ l Wasser verdünnen und erwärmen. Von dieser Flüssigkeit etwas wegnehmen und 30 g Hefe darin lösen. 200 g Weizenvollkornmehl dazugeben und zum Schluß 2 EL Sonnenblumenöl oder zerlassene Butter dazurühren und alles an einem warmen Ort etwa 2 Stunden gehen lassen. Danach 100 g Buchweizenmehl, 2 Eigelb, etwas Salz dazufügen, glatt rühren und nochmals gehen lassen.
Eine Pfanne mit Pflanzenfett, Butter oder Öl erhitzen und darin die Blinis (Teig mit einem Eßlöffel in die Pfanne geben) von beiden Seiten hellbraun backen, warm stellen und mit $\frac{1}{4}$ l Sauerrahm und 300 g rohem Schinken servieren.

⑯ Lauchtaschen

Aus 250 g Weizenmehl, 2 Eigelb, etwas Salz und 1 EL Öl und Wasser einen etwas festen Teig bereiten und kalt stellen.
Eine große Stange Lauch feinschneiden und in 50 g Butter leicht dünsten. Verschiedene Kräuter wie Petersilie, Basilikum, Dill, Schnittlauch u.a. feingeschnitten dazugeben, ebenso 2 Eigelb, danach mit Kräutersalz und etwas Muskat abschmecken. (Nach Belieben etwas Cayennepfeffer dazu.)
Der Teig wird dünn ausgewalkt und in Rechtecke geschnitten. Auf jedes Teigstück 1 EL Füllung, die Teigränder mit Eigelb bestreichen, ein zweites Rechteck darauflegen und die Ränder beider Rechtecke fest zusammendrükken.
Die Taschen in kochende Gemüse-brühe legen und 10 Minuten darin köcheln lassen. Sie können sowohl als Suppeneinlage als auch zu Gemüse oder Salat gereicht werden.

⑰ Herzhafte Griesklöse (für 4 Personen)

Einen Becher süße Sahne, einen $\frac{1}{2}$ l Wasser, 40 g Butter, 1 TL Salz, etwas Muskat und Cayennepfeffer sowie 1 TL geriebene Zwiebel aufkochen und vom Herd nehmen.
350 g Vollkorngries in die Flüssigkeit schütten und solange kräftig rühren, bis alles zu einem Kloß geworden ist. Anschließend 3 Eigelb und 2 EL gehackte Petersilie unterrühren. Nun 2 l Salzwasser aufkochen, mit feuchten Händen aus der Masse Klöße formen und in das kochende Wasser geben, 20 Minuten lang auf niedriger Stufe ziehen lassen.
Paßt hervorragend zu Gemüseragout oder einfach mit einer leckeren Soße zu geriebenem Käse (60%) und Salat.

⑱ Quarkkeulchen (für 4 Personen)

$\frac{1}{2}$ l Wasser kurz aufkochen, vom Herd nehmen und 50 g süße Sahne, 80 g Honig und 2 Eigelb unterrühren. Anschließend 30 g Hefe darin auflösen und alles zusammen mit 250 g Vollkornmehl zu einem Teig verkneten. Den Teig 30 Minuten ruhen lassen, dann 250 g Magerquark und 80 g Korinthen unterkneten. Den Teig als kleine Küchlein in Butter in der Pfanne ausbacken. Mit Zimt bestreuen.

Reisgerichte

① Safranreis mit Pilzen

Man dünstet den Reis in Öl und Zwiebeln, läßt ihn in Wasser oder Gemüsebrühe garen und würzt mit Safran. Dazu serviert man in Butter gedünstete Pilze.

② Risotto mit Champignons (für 4 Personen)

300 g Langkornreis, 200 g Champignons, 2 Knoblauchzehen, 1 mittelgroße Zwiebel, 1 Lorbeerblatt, 30 g Petersilie, 20 g Basilikum, 1 TL Paprika süß, 1 Glas Sherry, 2 TL Pflanzenöl, Frugola.
200 g mittelgroße Champignons, 1 Zwiebel und 2 Knoblauchzehen fein schneiden und in 2 TL Pflanzenöl für ca. 5 Minuten anbraten. Dazu den Sherry geben und mit gehackter Petersilie, 20 g Basilikum, 1 Lorbeerblatt und 1 TL Paprika süß würzen. Während dieses für etwa 20—25 Minuten schmort, 300 g Reis aufkochen in gesalzenem Wasser, Reis portionieren und die Champignon/Gewürzmischung auf dem Reis anrichten und mit geriebenem Parmesankäse (nur sparsam als Gewürz verwenden) servieren. (Im Römertopf läßt sich beides zusammen dämpfen).

③ Risotto mit Auberginen

400 g Langkornreis, 2 mittelgroße Auberginen, 2 Knoblauchzehen, 1 mittelgroße Zwiebel, 20 g Basilikum, 10 g Petersilie, 1 TL Curry, ½ TL Paprika süß, 3 TL Pflanzenöl, 1 Tasse Wasser, Frugola.
1 mittlere Zwiebel und 2 Knoblauchzehen fein schneiden und goldbraun anbraten. 2 mittlere Auberginen in Scheiben schneiden und zu den Zwiebeln und dem Knoblauch geben, mit 10 g frischer Petersilie, 20 g frischem Basilikum, 1 TL Curry, ½ TL Paprika, Wasser, Frugola würzen. Bei mittlerer Hitze für 20 Minuten schmoren lassen. 400 g Langkornreis in gesalzenem Wasser kochen, sieben, portionieren, servieren mit etwas gehackter Petersilie und den vorbereiteten Auberginen. Im Römertopf läßt sich beides zusammen dünsten.

④ Spargelreis

1 000 g geschälten Spargel schneidet man in Stücke, kocht ihn, läßt anschließend 300 g Naturreis in dem Spargelwasser aufkochen und quellen, füllt Reis und Spargel abwechselnd in eine mit Butter ausgestrichene Auflaufform, setzt Butterflöckchen darauf und backt alles bei mittlerer Hitze.

⑤ Reis mit Blumenkohl

Den Blumenkohl zerpflückt man in Röschen und kocht ihn halb gar. In dem Blumenkohlwasser läßt man den Reis aufkochen und quellen, füllt beides abwechselnd mit angebratenen Speckstückchen in eine Jenaer-Glasform (vorher einfetten), belegt mit Butterflöckchen und überbackt den Auflauf.

⑥ Gemischtes Gemüse auf Reis

Fertig zubereitetes Gemüse, zum Beispiel Spargel, grüne Erbsen, Karotten, richtet man auf einem Reisberg an, übergießt alles mit zerlassener Butter und streut feingewiegte Petersilie darüber.

⑦ Reisküchelchen

300 g Naturreis läßt man in Wasser aufkochen und quellen, vermischt ihn mit Gemüseresten, formt kleine Küchelchen daraus, die man in Paniermehl wälzt und in der Pfanne in Öl backt.

⑧ Reisspeise mit Bananen oder Heidelbeeren

300 g Vollkornreis läßt man in ½ l Wasser aufkochen und quellen, bis er trocken ist, vermischt ihn mit ¼ l Rahm und füllt abwechselnd Reis und Bananen oder Heidelbeeren und/oder Nüsse in eine Glasform.

⑨ Reis nach Trautmannsdorf

Den in Wasser aufgekochten, gequollenen Reis mit 2 TL Honig, etwas Rum, Schlagrahm und zerdrückten Bananen mischen.

⑩ Reisfrikadellen

200 g Reis waschen und in einem ½ l Gemüsebrühe 40 Minuten köcheln und 20 Minuten quellen lassen. Je 1 große, kleingewürfelte Zwiebel- und Knoblauchzehe in 25 g Butter leicht andünsten, 250 g kleingeschnittenes Gemüse (Möhren, Erbsen, Lauch) 10 Minuten mitdünsten und auskühlen lassen. Alles mit 3 EL Schnittlauch und 3 EL Hefeflocken vermischen und etwa 16 Frikadellen daraus formen (große Frikadellen brechen leicht). In Vollkornpaniermehl wenden und in Butter ausbacken.

⑪ Süßer Reisbrei

8 EL gekochten Naturreis mit 400 g Sahne-Dickmilch verrühren. Mit 4 TL Honig süßen. 30 Mandeln grob hacken und mit 4 EL eingeweichten Rosinen unter den Reis mischen. Mit Zimt bestäuben.

Nudelgerichte

① Vollkornnudelauflauf

Man kocht die Nudeln in Salzwasser ab, gibt davon eine Lage in die Auflaufform und bestreut sie mit Flokken von Doppelrahmkäse. Dann übergießt man sie mit einer Mischung von 2 Eigelb, saurer Sahne und 2 EL Vollkornmehl. Man überbackt das ganze im Backofen und bekommt einen Auflauf mit herrlich brauner Farbe.

② Pasta mit Artischocken

4 Artischocken schälen (die Spitzen herausschneiden) und in Viertel schneiden. 3 Knoblauchzehen und 1 Zwiebel fein hacken und mit den Artischocken und 2 TL Pflanzenöl in den Römertopf geben. Danach 10 g Petersilie, 5 schwarze Oliven, Vollmeersalz, Pfeffer und 1 Tasse Wasser dazugeben und etwa 20 Minuten schmoren lassen. 400 g Spaghetti aufkochen lassen, sieben und in Butter schwenken und mit den Artischocken anrichten. Mit roher Tomatensoße und etwas kleingeschnittenem Wörishofener Käse servieren.

③ Käsespätzle

200 g Vollkornspätzle (ohne Ei) mit einer Prise Salz und einigen Tropfen Öl in reichlich Wasser abkochen. Abseihen. Dann Spätzle schichtweise mit

150 g Wörishofener Käse (Schnittkäse ab 60 %) in einer Schüssel anrichten und eine kleine Schicht mit Käse darüber streuen.

④ Nudelauflauf

200 g einer beliebigen Vollkornnudelsorte in reichlich Wasser, gesalzen, kochen und abseihen. 2 Eidotter, 100 g Butter, 3 EL Honig, eine Handvoll Rosinen und die abgeriebene Schale einer ungespritzten Zitrone miteinander vermengen und unter die Nudeln mischen. In eine feuerfeste Form geben, etwas Sauerrahm oder Butterflokken darüber verteilen und ca. 20 Minuten bei 225°C überbacken.

Variante

200 g Quark mit einem ½ Becher Sahne und etwas Wasser verdünnen und mit 2 Eidottern, 1 EL Honig, 100 g eingeweichten Rosinen, einer ½ abgeriebenen Zitronenschale vermischen und über die gekochten Nudeln geben. Butterflöckchen aufsetzen und wie oben backen.

⑤ Pilzspaghetti

240 g Vollkornspaghetti in kochendem, leicht gesalzenem Wasser 10 - 15 Minuten garen. 4 Zwiebeln würfeln, 800 g geschnittene Champignons in 40 g Butter 10 Minuten dünsten. Zwischendurch umrühren. 200 g Frischkäse zu-

geben und schmelzen lassen. Nach Belieben 2 gepreßte Knoblauchzehen hinzufügen und mit 4 TL vegetarischer Streuwürze abschmecken. Die Pilzsoße über die Spaghetti gießen und mit frischem Basilikum servieren. Dazu einen Teller Rohkost.

⑥ Schnelles Nudelgericht

200 g Vollkornnudeln (ohne Ei) wie gewohnt kochen. 80 g kleingeschnittenes Dörrfleisch leicht anbraten, 1 Zwiebel, gewürfelt, mitdünsten lassen. 2 Eidotter mit 4 EL Crême fraîche und 4 EL Vollmilchjoghurt verquirlen, zu Dörrfleisch und Zwiebel geben, kurz stocken lassen und auf die Spaghetti gießen. Mit Oreganum bestreuen.

⑦ Vollkornbandnudeln mit Schafskäse

Nudeln (200 g ohne Ei) wie gewohnt mit Biß kochen. In 2 TL Öl 1 kleingeschnittene Zwiebel andünsten, 600 g rote oder grüne oder gemischte Paprikastreifen dazugeben. Mit 4 EL Wasser zugedeckt ca. 5 Minuten garen lassen. Mit Gemüsehefewürze und 300 g in Würfel geschnittenem Schafskäse vermischen und zugedeckt bei abgeschalteter Herdplatte kurz ziehen lassen. Das Ganze über die Nudeln gießen.

⑧ Nußnudeln

250 g Vollkornnudeln (ohne Ei) wie üblich abkochen. 60 g geriebene Haselnüsse, 60 g Walnüsse (etwas zurückbehalten) leicht anrösten, 40 g Honig und 50 g Butter unter Rühren hinzugeben. Nudeln in angewärmter Schüssel mit der Nußmasse vermischen und mit den restlichen Nüssen bestreuen.

⑨ Lasagne

Aus 250 g Weizenvollkornmehl mit 2 Eigelb, 1 EL Öl, etwas Salz und Wasser einen ziemlich festen Nudelteig bereiten und diesen ½ Stunde kalt stellen. Aus 40 g Mehl, ½ l Sahne mit Wasser verdünnt, Salz, Pfeffer, Muskat und 2 EL Parmesan eine helle Bechamelsoße herstellen. 1 große Zwiebel in 2 – 3 EL Öl andünsten, 200 g Zucchini, 200 g Möhren, 200 g Bleichsellerie und 100 g Champignons ca. 5 Minuten mitdünsten, mit Kräutersalz, Curry und Petersilie würzen. Gemüse, ausgerollten Nudelteig und Bechamelsoße schichtweise in einer feuerfesten Form mit 200 g geriebenem Käse (60 % Butterkäse) bei 200°C 30 Minuten überbacken.

Gebäck

① Weizenschrotbrötchen

Aus 500 g Weizenschrot, 250 g Weizenvollkornmehl, 30 g Hefe, ½ l Wasser, 1 – 2 TL Bienenhonig und 7 g Salz bereiten wir einen Teig, den wir ½ Stunde stehen lassen; anschließend formen wir kleine Brötchen, die man nochmals 15 Minuten auf dem Blech gehen läßt und bei 180° C ca. 20 Minuten backt.

② Schrotgebäck

Man sticht aus dem Teig von 500 g Weizenschrot, 100 g Weizenmehl, 80 g Honig, 80 g Butter, 1 TL Backpulver, 1 TL frische Vanille kleine Kuchen und backt diese bei 180° C ca. 15 – 20 Minuten, wobei die Kuchen etwas verlaufen.

③ Linzertorte mit Haferflocken

375 g Mehl, 250 g Haferflocken, 125 g Butter, 80 g Honig, Zimt, Nelken, Zitronenschale, 2 Eigelb, 1 Backpulver. Es werden 2 verschiedene Teige gemacht.
1. Teig: Auf dem Nudelbrett werden Butter und Haferflocken so miteinander gewirkt, bis sie sich vermengt haben. Dann legt man den Teig beiseite.

2. Teig: Alle übrigen Bestandteile wie Mehl, Honig, Gewürze, Backpulver und Eigelb vermischen. Es darf für den Teig soviel Mehl genommen werden, wie erforderlich ist. Jetzt werden beide Teige zusammen verwirkt. ¾ des Teiges rollt man in Butterbrotpapier aus, das die Größe der Backform hat und streicht Heidelbeermarmelade auf, nachdem man noch einen Rand um den Teigboden gelegt hat. Vom Rest des Teiges bildet man ein Gitter obenauf. Backen ca. 30 – 40 Minuten bei 160 – 180° C.

④ Gefüllte Taschen

Von 125 g Weizenvollkornmehl, 125 g Weizenschrotmehl, 130 g Butter, 1 Tasse Wasser, 1 bis 2 EL Rahm, etwas Vollmeersalz, 1 TL Backpulver, 50 g Honig macht man:
a) einen Teig, rollt ihn aus und schneidet Vierecke, die man mit Heidelbeeren füllt und übereck zusammenklappt. Man backt sie bei 160 – 180° C.
b) Man kann dieselben Taschen auch mit Quark und Rosinen füllen als Quarktaschen.

⑤ Käsekuchen

Teig wie bei den gefüllten Taschen.

Belag: 750 g Quark, $\frac{1}{8}$ l Rahm, 100 g Blütenhonig, 2 Eigelb, 1 Päckchen Vanille-Puddingpulver, 1 TL Backpulver, 60 g Rosinen. Mit dem Teig belegt man den Boden einer Springform. Dann verrührt man den Quark mit dem Rahm, den man auch durch Wasser ersetzen kann, gibt den Honig, das Eigelb, die Rosinen und zuletzt das mit dem Backpulver vermengte Puddingpulver darunter. Das Ganze füllt man auf den Teig und backt bei mäßiger Hitze. Nach dem Backen läßt man den Kuchen noch ¼ Stunde im Ofen bei abgeschalteter Hitze stehen, damit er nicht zusammenfällt.

⑥ Nußecken

Aus 375 g Vollkornmehl (Weizen oder Dinkel), 2 TL Weinsteinbackpulver, 200 g Butter, 125 g Honig, 1 Eigelb und 1 TL Bourbon-Vanille einen Knetteig herstellen und auf ein Backblech auslegen. Für den Belag 150 g Butter, 150 g Honig, 1 TL Vanille, 3 EL Wasser kurz aufkochen lassen, 300 g Haselnüsse, teils fein, teils grob gehackt, daruntermengen, abkühlen und gleichmäßig auf den ausgerollten Teig verteilen. Bei 190°C ca. 15 Minuten backen und in Dreiecke schneiden.

⑦ Fladenbrot

500 g Weizenvollkornmehl, ½ bis 1 Würfel Hefe, 1 TL Vollmeersalz, 1 TL Koriander, 5 – 6 EL Sonnenblumenöl und 300 g Wasser oder Molke oder Buttermilch miteinander verkneten, mindestens 10 Minuten in der Wärme gehen lassen. Dann zu Kugeln formen, diese in Sesam, Leinsamen, Kümmel, Sonnenblumenkerne oder Mohn tauchen und flach gedrückt auf ein gefettetes Blech legen. Im vorgeheizten Ofen bei 250°C ca. 10 – 15 Minuten backen. Ergibt 8 – 10 Fladen.

⑧ Bananenkuchen zum Frischverzehr

125 g Butter, 70 g Honig und 2 Eidotter schaumig rühren. 125 g Dinkel- oder Vollwertweizenmehl und 2 zerdrückte Bananen darunter geben. Die Masse auf ein Blech streichen, mit 125 g grob gehackten Walnüssen oder Sonnenblumenkernen bestreuen und bei 190° C ca. 20–25 Minuten backen. 2 Minuten bei abgeschalteter Hitze im Backrohr lassen, herausnehmen, in 16 Stücke schneiden und auf einem Drahtgitter auskühlen lassen.

⑨ Hafer-Nußplätzchen

Aus 150 g Butter, 100 g Honig, 1 Eigelb, 100 g Haferflocken oder fein gemahlenem Haferschrot, 200 g gemahlenen Haselnüssen und ½ TL Backpulver einen Rührteig bereiten. Mit einem Kaffeelöffel kleine Häufchen auf das Backblech setzen, mit Nüssen verzieren und im vorgeheizten Ofen bei 190°C 10 Minuten nicht zu dunkel backen.

Soßen
Mayonnaisen

① Pikante Tomatensoße zu Eiweißmahlzeiten

Man dämpft 1 kleingeschnittene Zwiebel in Öl hellgelb, fügt 500 g zerkleinerte Tomaten bei und später etwa ¼ – ½ l Wasser.
Man würzt mit Vollmeersalz, etwas Zitronensaft, Basilikum, Salbei, Paprika und 1 Knoblauchzehe (ausgepreßt) und püriert im Mixer.
Diese Soße paßt vorzüglich zu gekochtem Huhn oder zu gedämpftem Fisch.

② Buttersoße zu Eiweiß- und Kohlenhydratmahlzeiten

Zu 50 g Butter füge man unter Schlagen nacheinander 3 Eigelb, Vollmeersalz, einige Tropfen Zitronensaft und 50 g heißes Wasser hinzu, koche im Wasserbad unter stetem Rühren.

③ Pikante Soße zu Eiweiß- und Kohlenhydratmahlzeiten

Zwiebeln, Karotten, etwas Sellerie, Zitronengurken, 1 EL Kapern, Pilze, werden mit 1 EL Pflanzenfett angebraten, gedünstet, sämig gekocht und durchgesiebt. Dann wird die Tunke mit 50 g Rahm und Cenoviswürze abgeschmeckt.

④ Paprika-Soße zu Eiweiß- und Kohlenhydratmahlzeiten

2 große, grüne Paprikaschoten wie üblich vorbehandeln, in feine Streifen schneiden und in Öl andünsten. 1 Knoblauchzehe, 1 TL Butter, 3 zerkleinerte Tomaten oder 1 EL Tomatenmark hinzufügen, eine Stunde ziehen lassen und mit ein wenig Zitronensaft und Selleriesalz abschmecken.

⑤ Holländische Soße zu Kohlenhydratmahlzeiten

In 50 g zerlassene Butter rührt man 1 EL Vollkornmehl, füllt mit Gemüsebrühe auf, schmeckt mit Salz ab, nimmt vom Feuer und gibt 2 Eigelb mit dem Schneebesen darunter.

⑥ Grundsoße zu Eiweißmahlzeiten

3 EL Olivenöl, 1 EL Zitronensaft werden geschüttelt und geschlagen, nachdem man mit etwas Vollmeer-

salz gewürzt hat, bis eine gleichmäßige Verbindung hergestellt ist.
Dieser Grundtunke kann man nach Belieben Gewürze oder Kräuter beifügen, zum Beispiel Tomatenmark, feingewiegten Dill oder allerlei feingewiegte Küchenkräuter.

⑦ Mayonnaise zu Eiweißmahlzeiten

a) Alle Zutaten müssen gut gekühlt sein. Man verrührt 2 Eigelb und Vollmeersalz und fügt tropfenweise 2 EL Öl und den Saft einer Zitrone bei. Die Mayonnaise wird durch Zugabe von Bioghurt (Joghurt) verfeinert und verlängert; sie muß kühl gestellt werden.

b) 8 EL kaltgepreßtes Pflanzenöl, 4 Eigelb, Saft einer Zitrone, etwas Vollmeersalz, 5 EL Wasser verrührt man, schlägt sie, bis die Masse dicklich ist und stellt sie bis zum Gebrauch in den Kühlschrank. Man kann sie je nach Belieben durch verschiedene Zutaten verändern, zum Beispiel durch Paprika und Tomatenpüree, gewiegte Kräuter oder 1 TL Senf.

⑧ Knoblauch-Mayonnaise

5 Eigelb und 5 EL Wasser schaumig rühren, 5 EL Öl tropfenweise beim Quirlen dazugeben. Den Saft einer Zitrone einträufeln lassen und zuletzt 6 zerdrückte Knoblauchzehen und Salz zufügen.

⑨ Mayonnaise ohne Ei

2 – 3 EL Quark, 2 – 3 EL saure Sahne, ein wenig Öl und Honig, 1 zerdrückte Knoblauchzehe und Cenofix-Streuwürze sehr gut miteinander verrühren.

⑩ Avocado-Mayonnaise

2 Avocados pürieren und mit 3 EL Joghurt, 1 EL Öl, 3 EL Zitronensaft, Pfeffer, Kräutersalz, Kerbel und Schnittlauch mixen. Gleich verzehren, damit die hellgrüne Farbe nicht in grau übergeht.

⑪ Kräuterremoulade

2 gekochte Eigelb mit der Gabel zerdrücken, mit 2 rohen Eidottern, Salz und Pfeffer cremig rühren. Unter weiterem Rühren tropfenweise 350 g Öl zugeben, danach 4 EL Essig. Ist die Masse gut cremig, fügt man 1 kleinen Becher saure Sahne dazu und zuletzt 5 EL gehackte Kräuter (Dill, Schnittlauch, Liebstöckl, Kerbel, Estragon, Kresse, Basilikum und Petersilie) und evtl. 1 EL Kapern und Gewürzgurken.

Brotaufstriche

① Kräuterbutter

Man wiegt verschiedene Küchenkräuter fein, löst wenig Frugola in Tomatensaft auf und vermischt alles langsam mit warmgestellter Butter. Man stellt dann den Aufstrich bis zum Verzehr kalt.

② Eibutter

Gekochtes Eigelb zerdrückt man, solange es noch warm ist, mit einer Gabel und gibt nach und nach Butter dazu und zuletzt feingewiegten Schnittlauch. Auch diesen Aufstrich kann man nach Belieben mit etwas Streuwürze abrunden.

③ Aufstrich mit Hüttenkäse

1 Packung Hüttenkäse, 1 Bund Schnittlauch, 1 – 2 EL Hefeflocken, etwas Cayenne und Salz sehr gut vermischen.

④ Schafskäseaufstrich

Schafskäse zerdrücken oder reiben. Wenn er sehr salzig ist, über Nacht den Käse wässern, abtropfen lassen und soviel Butter zugeben wie nötig, damit das Salz nicht mehr vorschmeckt (meist halb Butter – halb Käse). Dann mit gehacktem oder gepreßtem Knoblauch vermischen.

⑤ Tomatenbutter

1 Tomate schälen, zusammen mit ½ Zwiebel und wenig Knoblauch pürieren. Mit etwas Tomatenmark, frischem Liebstöckl, Kräutersalz abschmecken und unter schaumige Butter rühren.
Auf diese Art lassen sich Buttersorten mit Sardellen oder Knoblauch, Kräutern oder Ziegenkäse herstellen.

⑥ Obaztda

250 g reifen Camembert mit 75 g weicher Butter zerdrücken, 2 feingehackte Zwiebeln, 2 EL Bier, 1 TL Paprika, 1 Eigelb, Salz und Pfeffer darunterheben.

⑦ Liptauer Käse

150 g Butter mit 250 g Quark cremig mixen. 1 feingewürfelte Zwiebel, 1 EL Kapern, Kümmel, Kräutersalz und Paprika daruntermischen.

⑧ Schimmelkäsecreme

100 g Schimmelkäse (ab 60 %) mit 200 g Quark (20 %), 1 TL Brottrunk und fein gehacktem Basilikum cremig verrühren.

⑨ Avocadoaufstrich

Fruchtfleisch zerdrücken. 1 gehackte Zwiebel, Salz, frisches Basilikum und evtl. andere Kräuter zusammenmixen. Statt der Zwiebel kann Knoblauch genommen werden.

Als Variante kann man 50 g Schafskäse oder 100 g Frischkäse dazugeben.

⑩ Brotaufstrich für Leckermäulchen

100 g Hafer in beschichteter Pfanne darren (rösten), abkühlen lassen und dann fein mahlen. 100 g Haselnüsse ebenfalls fein mahlen. 50 g erwärmte (nicht heiße!) Butter mit 50 ml Wasser und 100 g Honig schaumig rühren, Hafer, Haselnüsse und 1 EL Carob mit einer Prise Vanillepulver darunterheben. Dieser Aufstrich kann in Schraubgläsern im Kühlschrank 14 Tage aufbewahrt werden.

Desserts
zu Eiweißmahlzeiten

① Obstarten

Alle Obstarten, die in der Tabelle nach S. 32 unter saurem Obst eingetragen sind.

② Apfelringe

Runde Apfelscheiben dünstet man in der Pfanne mit Wasser fast weich und gibt kurz vor dem Anrichten etwas Öl zu, damit es sich erwärmt.

③ Quark mit Kirschen

Evtl. mit ein wenig Honig gesüßten Quark schlägt man mit dem Mixer und vermischt ihn mit Rosinen und entsteinten süßen Kirschen. Vorzüglich eignet sich hierzu die schwarze Herzkirsche.
Oder man vermischt den durchgetriebenen Quark mit oder ohne Rosinen und abgezogenen, zerkleinerten Pfirsichen oder Erdbeeren.

④ Schlagrahmspeise

Zerkleinerte Früchte wie Erdbeeren, Himbeeren oder Pfirsiche vermischt man mit Rosinen und Schlagsahne und läßt sie im Kühlschrank kalt werden.

⑤ Eis

Eis aus Schlagsahne und Früchten (Himbeeren und Erdbeeren).
250 g süße Sahne sehr steif schlagen und mit 60 – 80 g gemixten Früchten (falls nötig durch ein Sieb streichen) vermischen. Bei Bedarf mit etwas Honig oder Birnendicksaft süßen, in Gefrierschale füllen und 1 – 1 ½ Std. im Gefrierfach (Truhe oder Schrank) einfrieren lassen.

⑥ Melonenschiffchen

1 Melone teilen, mit dem Messer das Fruchtfleisch herausnehmen und in kleinen Stückchen tiefgefrieren. 1 Melone in Schiffchen schneiden, Kerne entfernen und auf einem großen Teller anrichten. Tiefgefrorene Melonenstückchen mit halbgeschlagener Sahne zu Meloneneis mixen und dies mit dem Eisportionierer auf die Melonenschiffchen geben.

⑦ Orangenkörbchen

Das obere Drittel von 4 Orangen abschneiden, Frucht aushöhlen, mit dem Fruchtfleisch von 2 Mandarinen kleinschneiden. 400 g körnigen Frischkäse mit 100 g Mandeln verrühren, unter das Fruchtfleisch mengen, dazu 2 EL Honig, die Orangen damit füllen und die Deckel aufsetzen.

⑧ Quarkdessert

250 g Magerquark mit 3 EL süßer Sahne und etwas Wasser zu einer cremigen Masse verrühren. Man rührt mit 1–3 TL Honig oder Birnendicksaft weiter, bis sie schaumig ist, mischt in wenig Wasser eingeweichte Trockenfrüchte (Pflaumen, Aprikosen, Sauerkirschen) kleingeschnitten darunter, unter Hinzufügen des Einweichsaftes und serviert mit einem Stückchen Obst und Sahne.

⑨ Obstdessert

300 g – 500 g Obst kleinschneiden, mit 1 EL Honig, einer Prise Kardamon und etwas Zitronensaft mit geschlagener Sahne vermengen. Mit Mandelstiften servieren.

⑩ Gebratene Äpfel

Äpfel werden mit einem Ausstecher vom Kerngehäuse befreit. Man hackt Walnüsse grob, mischt sie mit einer Handvoll eingeweichter Rosinen oder Dörrpflaumen und 1 TL Honig und füllt sie in die Äpfel, die in einer feuerfesten Form mit einem Stückchen Butter obenauf gebacken werden.

⑪ Rohe Fruchtsoße

Früchte oder aufgetaute Beeren pürieren. Für 500 g Beeren 1 gehäuften TL Agar-Agar in wenig Wasser einweichen und kochenlassen. Das flüssige Agar-Agar noch warm in die Beerenmasse mit 50 – 70 g Honig verrühren. Die Soße kalt stellen – einige Male umrühren.

⑫ Pfirsich-Joghurt-Dessert

4 Pfirsiche im Mixer pürieren, 200 g milden Naturjoghurt und 2 TL Honig darunterheben. Die Creme mit einem Sahnetupfer, mit Zimt bestäubt, servieren.

Desserts zu Kohlenhydrat-mahlzeiten

① Quark mit Rosinen

Man mixt den Quark mit Rahm, einem Eigelb, etwas gemahlenen Haselnüssen und vorgeweichten Sultaninen.

② Gebratene Bananen

Man teilt die Bananen längs in der Mitte, brät sie in Butter an und bestreut sie beim Anrichten mit gehackten Mandeln oder Nüssen.

③ Heidelbeeren mit Schlagsahne

Man mischt die Heidelbeeren mit etwas Honig, läßt sie kurz durchziehen und richtet sie dann mit Schlagsahne an.

④ Bananenschnee

2 Pfund Bananen werden mit dem Mixer zerkleinert. Man rührt ¼ l steif geschlagene Schlagsahne und ½ TL Vanille darunter. Man kann die Creme mit geschälten und geriebenen Mandeln verzieren. Sofort servieren.

⑤ Bananenscheiben mit Tomaten

Man überbrüht 500 g reife Tomaten mit kochendem Wasser, zieht die Haut ab und schneidet sie in Scheiben. 750 g reife Bananen schneidet man in Scheiben, legt sie abwechselnd mit den Tomaten auf eine Glasplatte, bestreut sie mit 50 g geriebenen Mandeln und serviert mit ¼ l steif geschlagenem Rahm.

⑥ Vanillecreme

Einen kleinen Teil von ½ l Schlagsahne erwärmt man und läßt darin ausgeschabte Vanille ausziehen, rührt 4 Eigelb mit 1 EL Akazienhonig schaumig, fügt die mit Vanille erwärmte Schlagsahne dazu, dann die in heißem Wasser gelöste Gelatine (3 Blatt), zuletzt den steif geschlagenen Rahm. Gelatine muß stets in kaltem Wasser eingeweicht, dann durch Erhitzen unter Rühren gelöst werden. In Glasschälchen füllen und mit Mandeln oder Heidelbeeren garnieren. Zum Versteifen kühlstellen.

⑦ Bananes flambées

Eine besonders leckere Bananenspeise.
Man gibt Honig in eine Pfanne, bräunt ihn vorsichtig, darüber legt man Bananenhälften und einige geschnittene Nüsse oder Mandeln, die man leicht mitrösten läßt, darüber ein kleines Stück Butter und zum Schluß, wenn die Butter zergangen ist, etwas Alkohol, wie Bols, Kirsch oder Cognac, aber nur eine ganz kleine Menge. Man steckt das Ganze mit einem Streichholz an und brennt den Alkohol in Schräghalte ab.
a) Darauf nimmt man die Bananenhälften mit den Nüssen und dem Bratenansatz heraus.
b) Man kann auch die Bananenhälften mit Vanilleeis servieren.

⑧ Vanilleeis

4 Eigelb, 50 g Akazienhonig, ½ l Sahne, Mark von 2 Vanilleschoten.
4 Eigelb mit dem Akazienhonig und den Vanillemark schaumig schlagen, die steif geschlagene Sahne vorsichtig unterheben und alles zusammen in einer Schüssel im Tiefkühlfach ca. 1 bis 1 ½ Stunden anfrieren lassen. Nicht die Schüssel im Tiefkühlfach vergessen. Sie könnte platzen. Eine Plastikschüssel ist da von Vorteil.

⑨ Nußeis

Man fügt dem vorherigen Rezept 150 g gemahlene Haselnüsse zu.

⑩ Mohnspeisen

250 g Mohn mahlen und in heißer, gewässerter Sahne quellen lassen. 250 g Mandeln oder Nüsse mahlen, 250 g Rosinen oder Korinthen in warmem Wasser einweichen. Alles mit etwas Zimt vermischen. Lagenweise Vollkornzwieback, Trockenobst (eingeweicht) und Mohnmasse in einer Schüssel ca. 6 Stunden ziehen lassen. Mit Schlagsahne servieren.

⑪ Hirsecreme

130 g Hirse, in 300 ml Wasser, unter Rühren ca. 5 Minuten kochen lassen. 70 g Honig, 80 g Haselnüsse und 1 TL Zimt dazugeben, abkühlen lassen, gelegentlich umrühren wegen Hautbildung. Dann geschlagene Sahne unterheben.

Müsli

① Müsli (für 1 Person)

1 EL Sahnequark mit etwas Wasser verrühren und mit einem geriebenen Apfel, 1 TL Weizenkeimen, 1 TL Weizenkleie sowie 1 TL frischgemahlenem Leinsamen mischen.
Weizenkleie und Leinsamen sollten aus kontrolliert-biologischem Anbau stammen, da sie sonst sowohl stark schwermetall- als auch pestizidbelastet sein können.

Ein Müsli muß nicht unbedingt am Morgen gegessen werden. Morgens ist es empfehlenswert, nur Obst zu sich zu nehmen. Milch ist in jeder gesäuerten Form bekömmlich und gut verwendbar.

② Haferflockenbrei (Porridge)

Wasser mit etwas Salz erhitzen und so viel Haferflocken einrühren, bis ein dünner Brei entsteht; kurz aufkochen und 2 – 3 Minuten bei kleiner Flamme ziehen lassen, mit etwas Honig süßen und mit Schlagsahne servieren.

Haferbrei ist bei Magen-Darmbeschwerden sehr zu empfehlen. In dem Fall den Hafer zu flockigem Mehl mahlen.

③ Müsli nach Dr. Budwig

Pro Person 2 EL gemahlenen Leinsamen und 4 EL Buttermilch mit kleingeschnittenem Obst vermengen. 100 g Quark, 2 EL Buttermilch, 1 EL kaltgeschleuderten Honig und 2 EL kaltgeschlagenes Leinöl mixen und über die Masse geben und mit Hasel- oder Walnüssen bestreuen. Dies Müsli ist besonders eiweißhaltig und an fleisch- bzw. fischlosen Tagen zu empfehlen. Zu Leinsamen immer reichlich Flüssigkeit zu sich nehmen.

④ Frischkornmüsli (für 1 Person)

30–40 g frisch geschrotetes oder geflocktes Getreide, Weizen, Dinkel, Hafer, 1–3 Feigen oder Datteln und 5 g Sultaninen getrennt in Wasser ca. 5–10 Stunden einweichen. Danach alles mit 30–50 g geschlagener Sahne und 60 g Bananen oder Heidelbeeren vermischen.

⑤ Kräuterfrischkornmüsli

100 g Quark (20 %), 1 TL Sonnenblumenöl und 4 EL saure Sahne glattrühren. Etwas Kräutersalz, frische Kräuter (Petersilie, Estragon, Kerbel) und gut abgespülte und abgetropfte Weizenkeime darunterheben.

Keimen von Getreide

Zum Keimen von Getreide und Samenkörnern ist ein kleiner Keimapparat sehr zu empfehlen. Meist hat dieser 3 Aufsätze. Man gibt in den unteren Aufsatz die größeren Körner, z.B. Getreide, in die oberen Samen von Senf, Bockshornklee, Luzerne oder Leinsamen.

Getreidekeime kann man zu Füllungen von Gemüse und Fleisch mischen oder zu Suppen und Salaten verwenden. Die Samenkeimlinge eignen sich besonders gut zum Mischen mit Salaten und zum Garnieren verschiedener Speisen. Keime von Senfkörnern sollte man sparsam verwenden, damit die Speisen nicht zu scharf werden.

2 EL Weizenkörner (ergeben 3 EL gekeimte) – von guter Qualität, keimfähig und nicht chemisch behandelt – waschen. In einer Schüssel mit der doppelten bis dreifachen Menge kalten Wassers etwa 10 Stunden quellen lassen. Einweichwasser (kann für Blumen verwendet werden) abgießen. Nicht gequollene Körner auslesen. Im Sieb Körner gründlich mit handwarmem Wasser abbrausen. Körner auflockern, Sieb auf eine flache Schüssel stellen, damit das Restwasser ablaufen kann. Unter Umständen mit durchlässigem Tuch oder Gaze abdecken. In Zimmertemperatur, 18-20 Grad, ohne direkte Sonnenbestrahlung Körner keimen lassen. 2-3mal täglich gründliches Überbrausen mit Auflockern. Nach etwa 2 Tagen, wenn die Keime ca. 2-3 mm gewachsen sind, Keimlinge gründlich abspülen und verwenden.

---

* Literaturempfehlung: Evers, J.: Warum Evers-Diät? Die Ernährung des Gesunden und Kranken. Karl F. Haug Verlag, Heidelberg.

Salate zu Eiweißmahlzeiten

①

Karotten und Äpfel zu gleichen Teilen

②

Karotten, Äpfel, Sellerie und feingeschnittener Lauch, ⅓ Rettich, ⅔ Äpfel

③

Besonders gut: rohe, geriebene Karotten, etwas feingeschnittene Orangen.

④

Sellerie und Äpfel

⑤

Sellerie, Rosinen, Äpfel

⑥

Sellerie, Äpfel, Nüsse

⑦

Weißkraut, Rotkraut oder Sauerkraut zu ⅔ und ⅓ Äpfel

Wir empfehlen, Salate möglichst vor der Mahlzeit zu essen; dadurch wird der Magen eingestimmt und ein Teil des Heißhungers gestillt.

⑧ Sellerie-Karotten-Salat

1 Tasse geriebene Karotten, 1 ½ Tassen geschnittenen grünen Salat, ½ Tasse gewiegten Sellerie, ½ Tasse geriebene Nüsse, 2 EL Zitronensaft, ½ Tasse Mayonnaise. Man mische Sellerie, Karotten und Nüsse mit dem Zitronensaft, füge die Mayonnaise hinzu und serviere auf grünem Salat.

⑨

Etwas Öl und Zwiebel erhitzen, feingewiegtes Sauerkraut darin schütteln, feingeschnittene Äpfel darangeben, etwas erwärmen.

⑩ Chicoréesalat

4 Chicorée in feine Scheiben und 2 Mandarinen in Stückchen schneiden. Mit einer Salatsoße aus 1 EL Öl, dem Saft einer halben Zitrone, etwas Thymian und Kräutersalz übergießen.

⑪ Waldorfsalat

200 g Sellerie und 2 säuerliche Äpfel raffeln, mit Zitronensaft (1 Zitrone) beträufeln. 4 EL süße Sahne steifschlagen und unter 1 Becher saure Sahne ziehen, mit Vollmeersalz abschmecken und unter Sellerie und Äpfel heben, 100 g kleingehackte Walnüsse ebenso. Mit gehackten Walnüssen garnieren.

⑫ Rote-Bete-Salat

2 kleine oder 1 große Rote Bete sofort nach dem Raffeln mit dem Saft 1 unbehandelten Zitrone und 1 unbehandelten Apfelsine übergießen, die abgeriebenen Schalen beider Früchte dazugeben. 1 großen, säuerlichen Apfel, kleingeschnitten, und 1 mittelgroße Zwiebel, fein gehackt, daruntermischen. Eine Soße aus 3 EL Öl, 1 TL Honig, ½ TL Koriander und etwas Salz bereiten und über das Salatgemisch geben.
Anstatt mit Apfelsinen kann man den Rote-Bete-Salat mit etwas geriebenem Meerrettich und 1 Becher saurer Sahne zubereiten.

⑬ Selleriesalat

1 große Sellerie, roh, 2 Äpfel fein raspeln, 2 Birnen oder Ananas fein schneiden, rasch mit etwas Zitrone beträufeln, damit der Sellerie nicht braun wird und mit 1 Becher saurer oder süßer Sahne vermischen. Gemahlene

Wal- oder Haselnüsse darunter ziehen. Eine Stunde vorher anrichten.

⑭ Weißkohlsalat

1 kleiner Kopf Weißkohl fein raspeln und 2 große Orangen (500 g) filetieren. Eine Soße aus dem aufgefangenen Orangensaft, 2 EL Apfelsaft, knapp ⅛ l Gemüsebrühe, 1 kleine, feingehackte Zwiebel, ½ TL Kreuzkümmel, 3 EL Obstessig, 2 EL Öl und Salz bereiten, mit Kohl und Orangen gut vermischen, mit feingehackter Petersilie bestreuen und mit Orangenspalten verzieren.

⑮ Kohlrabisalat roh

2 mittlere Kohlrabi fein raspeln. Eine Soße aus 100 g süßer Sahne, 100 g saurer Sahne, 1 TL Öl, abgeschmeckt mit Salz unterheben und mit 50 g Walnüssen (gehackt) und Schnittlauch servieren.

Für Salate zu Kohlenhydratmahlzeiten, verwendet man weder Zitrone noch Essig, sondern Joghurt, Buttermilch oder Sahne.

Gewürze und Kräuter

Alle Speisen können durch einheimische und ausländische Gewürzkräuter erheblich verbessert werden. Zu den gebräuchlichsten einheimischen Kräutern zählen: Basilikum, Beifuß, Bohnenkraut, Borretsch, Dill, Estragon, Fenchel, Kerbel, Knoblauch, Kümmel, Lavendel, Lauch, Majoran, Petersilie, Pfefferminze, Pimpinelle, Salbei, Schnittlauch, Sellerie, Thymian, Wermut und Zwiebeln. Von den ausländischen Gewürzen nehmen wir meist: Curry, Muskatblüte, Nelken, Paprika, Kardamon und Zimt.

Auch Wildkräuter stehen uns zur Verfügung:
Brennessel, Brunnenkresse, Löwenzahn, Sauerampfer, Schafgarbe. Es ist besser, Wildkräuter ohne andere Gewürze zu verwenden. Generell sollte wenig Kochsalz verwendet werden. Zu empfehlen sind Vollmeersalz oder auch Gewürzmischungen (wie Frugola, Cenofix, Brechts Kräutersalz, Delicata.)

Nicht empfohlene Gewürze wie Pfeffer, Senf, Meerrettich, Ingwer nur in geringen Mengen verwenden. Pfeffer kann durch Thymian und Bohnenkraut ersetzt werden.

Für Diabetiker

Viele Menschen leiden an Schwächezuständen und Schwindelanfällen. Schon bei diesen Zuständen sollten die Blutzuckerwerte bestimmt werden, um eine Unterzuckerung auszuschließen. Denn außer den 1,3 Millionen Fällen erkannter Diabetiker soll es laut Bundesstatistik über 1 Millionen unerkannter Fälle geben.

Wir zitieren den Diabetologen Jahnke:

„Es ist besonders bemerkenswert, daß in unserer Zeit der großartigen Fortschritte medikamentöser Behandlung die Bedeutung der Diätbehandlung sozusagen wieder entdeckt werden mußte.

Der ungünstige, zu vorzeitigen und fortschreitenden Gefäßkrankheiten führende Verlauf des Diabetes kann durch eine rechtzeitige konsequente Behandlung aufgehalten werden. Hierzu gehört die Stabilisierung des diabetischen Stoffwechsels, für die eine zweckmäßige Diät unentbehrlich ist. Das Ziel der modernen Behandlung des Erwachsenen-Diabetes ist aber keineswegs nur die dauerhafte Senkung des erhöhten Blutzuckergehaltes zu annähernd normalen Werten und die Beseitigung der Harnzuckerausscheidung. Alle Kenner des Diabetes sind sich vielmehr darin einig, daß die Normalisierung des erhöhten Blutfettgehaltes und die Beseitigung der Fettleibigkeit ebenso wichtig, gewöhnlich sogar erst die entscheidende Voraussetzung der dauerhaften Senkung erhöhter Blutzuckerwerte ist. Dies ist vorerst nur mit einer zweckmäßigen Diät zu erreichen. Die Diät rückt damit wieder an die erste Stelle der Behandlung des Erwachsenen-Diabetes. Sie kann häufig zu einer Beschränkung der Behandlung mit blutzuckersenkenden Medikamenten führen und ihre kritisch zu beurteilende Wirkung in vielen Fällen sogar unnötig machen."

Die Vollwert-Trenn-Kost gibt uns die Möglichkeit, diese Ziele zu erreichen.

Durch die Trennung von überwiegend eiweißhaltigen und kohlenhydrathaltigen Lebensmitteln bei der Auswahl der Mahlzeit, ergänzt durch einen hohen Anteil an Salaten und Gemüsen, kommt es weder zu einer Überernährung noch Unterernährung, sondern zu einer Beseitigung des Über- oder Untergewichtes.

Der Diabetes wird leichter einstellbar, es entsteht allmählich eine größere Kohlenhydrattoleranz. Der Patient kann die Insulingaben nach und nach reduzieren, weil Blutzucker und Harnzucker allmählich sinken. Deshalb sind zunächst bei der Umstellung 2−3 Blutzuckerkontrollen wöchentlich erforderlich. Bei Patienten, die noch kein Insulin spritzen, normalisiert sich der Blutzucker

durch Trenn-Kost natürlich schneller.
Für die Diabetiker ist wichtig zu wissen, daß die Trennung sowohl für Kinder als auch für Erwachsene leicht durchführbar ist.
Wenn ein Diabetiker die genannten Richtlinien beachtet, wird sich der Zuckerhaushalt hervorragend regulieren.
Viele Diabetiker sind übergewichtig. In diesen Fällen muß die Kost wesentlich weniger als die im Tagesbeispiel genannten 2 000 kcal Energie enthalten.
Oft läßt sich **allein** durch eine entscheidende Gewichtsreduktion der gesamte Zuckerhaushalt normalisieren.
Selbst die regelmäßige Medikamenteneinnahme wird dann, gerade beim sogenannten „Alterszucker", oft überflüssig und der Patient wird eine enorme Leistungssteigerung sowie Wohlbefinden feststellen.

ACHTUNG!
Grundsätzlich sollten Diabetiker eine ballaststoffreiche Kost zu sich nehmen. Weißbrot, Zucker und zuckerhaltige Lebensmittel gehören auf **keinen** Fall auf den Speiseplan.

Jeder Diabetiker sollte sich durch seinen Hausarzt und durch eine Diätassistentin beraten lassen. Er wird dann bald selbst seine Speisepläne zusammenstellen können. Auch für Diabetiker gilt:

Einen oder zwei fleischfreie Tage in der Woche.

Fleisch, Fisch, Geflügel sowie Eier enthalten viel tierisches Eiweiß, das wir gar nicht täglich benötigen, um uns gesund zu ernähren.

Gleichwertigkeitstabelle

Gleichwertigkeitstabelle

Eine Broteinheit (= BE) ist ein vereinfachtes Rechenmaß für Diabetiker und betrifft nur die Kohlenhydratmenge eines Lebensmittels.
Es gibt eine Reihe von Lebensmitteln, die kaum Kohlenhydrate enthalten, aber wegen ihres hohen Fettgehaltes einen hohen Kaloriengehalt aufweisen. Hier ist Vorsicht für übergewichtige Diabetiker geboten, die sich dann anhand einer ausführlichen Nährwerttabelle für Diabetiker informieren sollten. Zu beziehen sind solche Tabellen über die Deutsche Gesellschaft für Ernährung oder das Diabetes-Forschungsinstitut. Beide haben ihren Sitz in 4000 Düsseldorf.

Eine BE entspricht 12 g Kohlenhydraten und ist enthalten in:

Brot

25 g	Weizenvollkornbrot
26 g	Roggenvollkornbrot
28 g	Leinsamenbrot
25 g	Grahambrot

Stärkeprodukte

65 g	Kartoffeln
17 g	Nudeln (Rohgewicht)
16 g	Reis (Rohgewicht)

Milch/Milchprodukte

250 ml	Vollmilch
200 g	Vollmilchjoghurt
300 ml	Buttermilch
200 g	Schmelzkäse, 45 % F. i. T.

Nüsse

90 g	Haselnüsse
75 g	Mandeln
75 g	Pistazien
115 g	Kokosnuß

Obst

55 g	Banane
95 g	Apfel
90 g	Birne
100 g	Orange
115 g	Mandarine
160 g	Erdbeeren
90 g	Heidelbeeren
160 g	Honigmelone
90 g	Ananas
95 g	Kirschen, sauer
85 g	Kirschen, süß
100 g	Pflaumen
150 g	Johannisbeere, rot
115 g	Johannisbeere, schwarz
120 g	Preiselbeeren
150 g	Himbeeren
115 g	Pfirsich

Obstsäfte, natur

105 ml	Apfelsaft
110 ml	Orangensaft
125 ml	Grapefruitsaft
150 ml	Zitronensaft

Gemüse

Das Gemüse wird je nach Kohlenhydratgehalt in drei Gruppen eingeteilt:

Gruppe I

Gemüsesorten, die einen Kohlenhydratgehalt unter 4 g/100 g Gemüse aufweisen. Sie müssen **nicht** auf BE angerechnet werden:

Blumenkohl, Bleichsellerie, Champignons, Brokkoli, Feldsalat, Chicorée, Chinakohl, Gurken, Tomaten, Pfifferlinge, Spinat, Sauerkraut, Spargel, Endivien, grüner Salat.

Gruppe II

Gemüse, die einen Kohlenhydratgehalt von 5–6 g/100 g Gemüse aufweisen und brauchen bis zu einer Verzehrsmenge von 200 g **nicht** angerechnet zu werden:

Bohnenkeimlinge, grüne Bohnen, Grünkohl, Rot-, Weiß-, und Wirsingkohl, Paprika, Porree/Lauch, Aubergine, Steinpilze, Kürbis, Bambussprossen.

Gruppe III

In diese Gruppe gehören Gemüse, die mehr als 7 g/100 g Gemüse aufweisen. Sie müssen **voll** auf BE angerechnet werden:

Eine BE ist dabei enthalten in:

100 g	Artischocken	75 g	Schwarzwurzeln
85 g	frische Erbsen	170 g	Steckrüben
130 g	Fenchel	160 g	Rote Bete
170 g	Rosenkohl	60 g	Gemüsemais
		165 g	Möhren

Diese Tabelle erhebt nicht den Anspruch, vollständig zu sein, enthält aber die wichtigsten kohlenhydrathaltigen Lebensmittel.

Tagesbeispiel einer Diabeteskost

2 017 kcal / 8 434 kJ

18 BE

1. Frühstück

Müsli

50 g Magerquark
45 g Weizen, grob geschrotet
und über Nacht einge-
weicht
50 g Banane
5 g Rosinen

3 ½ BE, 281 kcal oder 1 175 kJ

2. Frühstück

60 g Roggenvollkornbrot
10 g Butter
30 g Frischkäse, 60 % F. i. Tr.
50 g frische Tomaten

2 ½ BE, 296 kcal oder 1 238 kJ

Mittagessen

180 g Birne
100 g Ananas

Salat aus:
100 g Möhren
100 g Zucchini
50 g Paprika, angemacht mit
30 g saurer Sahne, etwas Zitronensaft, Salz

100 g Rinderbraten (Keule)
200 g Kohlrabischeiben, in
10 g Butter geschwenkt

4 ½ BE, 526 kcal oder 2 200 kJ

Zwischenmahlzeit

60 g Grahambrot
10 g Butter
20 g Bündner Fleisch
50 g Magerquark, mit frischen
Kräutern
100 ml Kefir

2 ½ BE, 350 kcal oder 1 465 kJ

Abendessen

200 g Weißkohlsalat, mit Apfelessig und
10 g kaltgepreßtem Öl angemacht
Salz und Pfeffer
250 g Kartoffel / Gemüseauflauf

3 BE, 357 kcal oder 1 490 kJ

Spätmahlzeit

45 g Roggenvollkornbrot
10 g Butter
50 g Magerquark mit Kräutern
50 g Gurken

2 BE, 207 kcal oder 866 kJ

Die in diesem Tagesbeispiel auf sechs Mahlzeiten verteilte Nahrung enthält **insgesamt** 216 g Kohlenhydrate. Das sind 18 Broteinheiten (= BE). Der Kaloriengehalt beträgt 2 017 kcal/8 434 kJ.

Sehr wichtig:

- **viele kleine Mahlzeiten statt wenige üppige**
- **sich ballaststoffreich (faserstoffreich) ernähren**
- **Zucker, Honig, zuckerhaltige Nahrungsmittel sowie fruktosehaltige Diabetikerkuchen und –süßigkeiten gehören nicht auf den Speiseplan**
- **sich an den natürlichen Eigengeschmack der Lebensmittel gewöhnen**
- **nur in Ausnahmefällen mit Süßstoffen süßen. Süßstoffe sind rein chemisch hergestellt und zählen nicht zu den Lebensmitteln im Sinne von Prof. Kollath!**

Gesundheit bedeutet
frei sein
- von leichter
  Ermüdbarkeit
- von Krankheit
- von Schwermut
und
- von allen
  Störungen

Hay

Dr. Walb berichtet aus Klinik und Praxis

Fall 1 (Nierenentzündung): 1939 versuchte ich mit Saftfasten und Bircher-Ernährung eine Nephrose mit beginnender Schrumpfniere bei einem 9jährigen Jungen, dem Sohn einer meiner Freunde, zu heilen, was mißlang. Nach dem Saftfasten fiel zwar das Eiweiß, um aber bei Bircher-Vollkost sofort wieder anzusteigen.

Eine Saft-Fastenkur von mehr als 6 Wochen glaubte ich bei einem 9jährigen Jungen nicht verantworten zu können und übergab daher das Kind Prof. Volhard, der auf diesem Gebiet als Kapazität galt. Nach der Entfernung der Mandeln trat ebenfalls keine Besserung ein. Volhard hielt das Kind für verloren und machte einen letzten Versuch in Heluan (Ägypten). Das Kind erreichte aber durch die Hitze weder eine bessere Harnausscheidung, noch senkte sich das Eiweiß, im Gegenteil, es stieg auf 20 ‰ an, und im gleichen Maße sank die Harnausscheidung. Rinderserum und Glykokoll, die nach Heluan gesandt wurden, nahmen dem Kind völlig den Appetit und versagten in ihrer Wirkung.

1939 lernte meine Frau durch eine amerikanische Verwandte die Ernährung nach Howard Hay kennen. Hay begann infolge seiner eigenen Nierenerkrankung ein neues Denken über richtige Ernährung und heilte damit tatsächlich seine Brightsche Nierenerkrankung. Wir beschlossen, das inzwischen aus Afrika zurückgekehrte Kind mit der Hayschen Trenn-Kost zu behandeln.

Erstaunliches geschah: Die Urineiweißmenge fiel bereits nach der ersten Mahlzeit um die Hälfte. Danach fiel es langsamer, aber in dem Maße wie es fiel, stieg die Harnausscheidung ohne Zugabe auch nur eines einzigen Medikamentes an. Da die Ernährung nach Hay mit ihrem Reichtum an Obst und Gemüse im Kriege in Deutschland nicht durchführbar war, wurde der Junge nach Davos gegeben. Als auch Volhard einen Teil seiner Patienten in Davos nach meinen Angaben ernähren ließ, wurden die Devisen vom Reich genehmigt. Der Junge kehrte als 19jähriger guter Sportler und Skiläufer aus der Schweiz gesund in die Heimat zurück.

Dieser Fall zeigt augenscheinlich, daß Nierenkranke erfolgreich mit Trenn-Kost behandelt werden können.

Um Mißverständnissen vorzubeugen, muß jedoch darauf hingewiesen werden, daß bei weit fortgeschrittenen Nierenfunktionsstörungen andere Maßnahmen erforderlich sind, die eine fachärztliche Behandlung erforderlich machen.

Pathophysiologische Untersuchungen der achtziger Jahre bestätigen eindrucksvoll, warum die Haysche Trenn-Kost bei chronischen Nierenerkrankungen so erfolgreich ist:

Verschiedenste Schädigungen führen zu einer einförmigen Antwort der kleinsten Funktionseinheiten der Niere (Glomerula), zur Anpassung durch vermehrte Filtration. Diese führt, auch wenn der auslösende Faktor nicht weiter wirkt, längerfristig zur Einwanderung und zum Wachstum von Zellen mit dem Endstadium der Verkalkung (Glomerulosklerose). Durch eine eiweißreduzierte Diät (z. B. eiweißarme Modifikation der Trenn-Kost) werden diese verstärkte Filtration und der Anpassungshochdruck vermindert, was zu einem langsameren Fortschreiten chronischer Nierenerkrankungen führt. Diese eiweißreduzierte Diät vermindert auch die Blutfettspiegel.

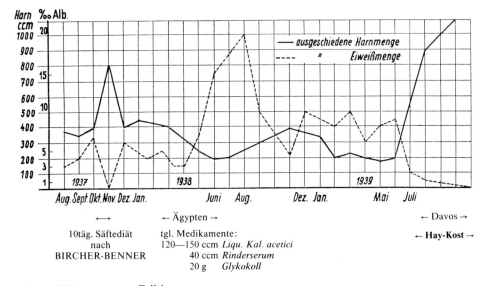

Abb. 1: Erläuterungen zu Fall 1

Fall 2: Frau K. aus M., Diabetikerin (48 J.), litt an einer Nierenentzündung, konnte ihre Hausarbeit nicht mehr verrichten, die Zehen nicht mehr abrollen; Beinschwellungen bis in Hüftgegend und Kreuz.
Nüchtern-Blutzucker: 280 mg %, Harnsäure 9,3 mg %, Cholesterin 356 mg %. Täglich 86 Einheiten Insulin. Direkte Umstellung auf Trenn-Kost.
Bei der Entlassung aus meiner Klinik: Tägliche Insulingaben, nur noch 54 Einheiten, Nüchtern-Blutzucker 140 mg %, Harnsäure normalisiert, Blutfette ebenfalls, Gewichtsreduzierung 35 kg.

Fall 3: Pfarrer R. aus L., (45 J.), litt seit 8 Jahren nach einem Sprung über einen Graben an Fuß-, Knie-, Gelenk- und Kreuzschmerzen. Trotz klinischer Behandlung nahm die Gehbehinderung zu, er war berufsbehindert.
Er stellte seine Ernährung auf Trenn-Kost um und bekam Elektroneuraltherapie.
Er war nach ½jähriger ambulanter Behandlung beschwerdefrei.

Fall 4: Frau D. aus G., (38 J.), war 5 Jahre zuvor bei einem Sturz auf das Steißbein gefallen, hatte seit dieser Zeit Schmerzen beim Stehen und Gehen und konnte nur einseitig sitzen. Behandlungen in 7 verschiedenen Fachkliniken hatten keine Linderung gebracht. Die Patientin konnte den Haushalt nicht mehr versorgen und ihre Ehe war gefährdet.
Nach 3monatiger Behandlung durch Elektroneuraltherapie und Ernährungsumstellung auf Trenn-Kost wurde sie beschwerdefrei entlassen.

Fall 5: Frau N. aus S., (45 J.), kam nach beidseitiger Endoprothesen-Operation (künstliche Hüfte) wegen andauernder postoperativer Nervenschmerzen in meine Behandlung.
Sie hatte weder Halt noch Gefühl in den Beinen und konnte den Haushalt mit 3 Kindern nicht mehr versorgen.
Behandlung: Elektroneuraltherapie und Neuraltherapie nach Huneke. Ernährungsumstellung auf Trenn-Kost.
Ergebnis der Behandlung: Völlige Beschwerde- und Schmerzfreiheit.

Fall 6: Herr D. aus B., (60 J.), Kraftfahrer, kam mit Kopf-, Glieder- und Rückenschmerzen in meine ambulante Behandlung.
Er galt als Simulant und wurde arbeitsfähig geschrieben. Kuren und andere Therapien brachten keine Besserung.
Behandlung: Ernährungsumstellung auf Trenn-Kost, Elektroneuraltherapie und Neuraltherapie nach Huneke.

Beschwerdefreiheit bis zu seiner Berentung mit 65 Jahren. Während er vorher als Simulant galt, war der Vertrauensarzt jetzt überzeugt, daß er kein Rentenjäger gewesen war.

Fall 7: Frau R. aus G., Lehrerin, litt an Polyarthritis. Jahrelange antirheumatische Therapie, auch mit Goldspritzen, in verschiedenen Kliniken brachte keine Linderung. Mit BSG von 45/60 und erheblich schmerzhaften Gelenkschwellungen kam die Patientin in meine ambulante Behandlung.
Therapie: Ernährungsumstellung auf Trenn-Kost und Elektroneuraltherapie.
Behandlungsergebnis nach ½ Jahr: Abschwellen aller Gelenke, Schmerzfreiheit. Sie konnte wieder Treppen steigen, ihren Beruf ausüben und Ski laufen. Kontrolle nach 2 Jahren: Befund gleichbleibend gut.

Fall 8: Ein 4jähriger Junge, K. aus H., mit bösartiger Schulterblattgeschwulst (Sarkom), operiert und bestrahlt, kam mit einem Rezidiv (Rückfall) in meine ambulante Behandlung. Die Eltern gaben ihm auf Anraten die Trenn-Kost. Er erhielt ambulant in Abständen die Elektroneuraltherapie.
Das Rezidiv heilte ab. Der Junge nahm an Gewicht zu, entwickelte sich prächtig und war bei der letzten Kontrolle 6 Jahre rezidivfrei.

Fall 9: 62jährige Arztfrau, B. aus B., hat 1977 monatelang wegen Pankreatis (Bauchspeicheldrüsenentzündung) in einer Universitätsklinik gelegen und wurde ohne Hoffnung auf Besserung entlassen. Sie konnte weder ihren Haushalt versorgen, noch in der Praxis ihres Mannes tätig sein.
2 Jahre später kam sie in meine ambulante Behandlung. Pathologisch waren das Ergebnis des Sekretintestes sowie das EKG. Es bestanden zusätzlich ein Lungenemphysem sowie Aortensklerose.
Das Elektroneural-Somatogramm ergab schlechte Werte. Ultraschall-Untersuchung: Verdacht auf chronische Pankreatis, Pankreas in allen Teilen vergrößert.
Therapie: Trenn-Kost, Elektroneuraltherapie und unterstützende Maßnahmen.
Ergebnis nach ½ Jahr: volle Leistungsfähigkeit. („Ich konnte wieder arbeiten wie eh und je.")

Der folgende Leserbrief erschien auf eine Besprechung des Buches von Dr. Walb „Die Haysche Trenn-Kost" im „Industriekurier" in Düsseldorf.

Als ein seit 6 Jahren von einem äußerst komplizierten Diabetes mellitus geplagter Patient, bei dem jeder Einstellungsversuch trotz wiederholter stationärer Behandlung fehlgeschlagen ist und der dadurch empfindliche berufliche Einbußen mit den begleitenden wirtschaftlichen Verlusten erlitten hat, stürzte ich mich begreiflicherweise mit Eifer auf Knoches Artikel (in Nr. 122, S. 12, v. 10. 8. 1957 und Nr. 142, S. 13, v. 14. 9. 1957), beschaffte mir die darin angegebene Literatur, soweit nicht vergriffen, und begann mit der Trenn-Kost Mitte Oktober. Nach etwa 4 Monaten möchte ich über meine Ärzte sprachlos machenden Erfolg berichten: Blutzucker von rund 350 mg % auf 100 (normal 80 – 120); Harnzucker von 6 bis 8 % und täglicher Ausscheidung bis 120 g = 30 bis 40 % der KH-Zufuhr unter 1 % bis 0; Harnmenge von 6 bis 7 Liter unter 2 l.

Gewichtszunahme wöchentlich 1 bis 2 Pfund,

das heißt also insgesamt 12 Pfund, vorangegangene Gewichtsabnahme 40 Pfund; die Erregungszustände bei Blutüberzucker, die mich zu Ekrasit und zum Schrecken meiner Umgebung machten und mir unendliche psychische Qualen verursachten, sind fast völlig entschwunden, mein Gemüt ist heiter und ausgeglichen, mein Humor ist wiedergekehrt, ich fühle Lebenslust, körperliche Wärme und Kraft sowie ein meine Jugendzeiten übersteigendes geistiges Leistungsvermögen. Medikamente: von täglich 50 Einheiten Alt-Insulin (Depot-Insuline waren sämtlich, auch das dänische Novolente, für mich unbrauchbar, weil sie zu schleichenden Dauerschocks führten) auf null oder 4 bis 8 Einheiten zu gelegentlicher Stützung, Nadisan-Tabletten auf 2 bis 3 von 3 bis 4, auch gelegentlich 5. Entzündung der Mundschleimhäute ist verschwunden, Sicht wieder (alters-) normal; ich bin 55. Verdauung normalisiert und ohne Purgationsmittel; Gasbauch, Oberbauch- und Leberbeschwerden verschwunden. Nahrungsmittelmengen unbegrenzt, aber statisch fixiert. Kohlenhydratezufuhr 350 – 500 KH täglich.
Quälender Hunger läßt aber nach und seit einigen Wochen komme ich tatsächlich mit 3 Mahlzeiten aus, wobei sich aber immer noch die Gewichtszunahme fortsetzt, was ja anhalten soll, bis sich das neue konstitutionell bedingte Gewicht einstellt. Eiweiß- und Fettzufuhr stellte sich auf die Riesenmenge von 200 bis 250 g täglich, sinkt jetzt aber auch ab. Mein Pankreon-Bedarf, weil gleichzeitig eine Pankreasinsuffizienz vorliegt, ist bereits um 30 % gesunken. Im ganzen schmeckt mir

am besten ganz einfache Kost.

Ehemals ein großer Fleischesser, genügen mir jetzt einmal wöchentlich 150 g. Wurst esse ich überhaupt nicht mehr, habe dafür in meinem Trenn-Kost-Plan auch gar keinen Raum mehr. Aber nun werde ich aufhören, sonst hält man mich für einen Dithyrambiker. Erwähnen möchte ich nur noch, daß ich, soweit möglich, den Harn täglich sammle und den Zuckergehalt mit Hilfe des ausgezeichneten englischen Präparates „Clinitest" bestimmte, das in allen Apotheken erhältlich, leider auch ziemlich teuer ist, weil es ein deutsches Erzeugnis dieser Art noch nicht gibt. Ob ich den bisher als unheilbar geltenden

Diabetes zur Ausheilung bringen werde, weiß ich nicht, obgleich der in mir vorgehende, fast revolutionäre Prozeß noch nicht abgeschlossen ist und daher mir selbst diese vermessene Hoffnung noch gestattet. Auf alle Fälle bleibe ich aber bei der Trenn-Kost, und zwar nicht nur wegen der diabetischen Erfolge, sondern ebensosehr wegen des unglaublich gesteigerten allgemeinen Wohlbefindens. Ich kann mir durchaus denken, daß die Trenn-Kost

die Ernährungsweise der Zukunft

werden kann, insbesondere für ältere Menschen, auch wenn sie noch „gesund" sind.

Die Diabetiker unter Ihren Lesern werden Ihnen dankbar sein, wenn Sie diese Zuschrift möglichst unverkürzt veröffentlichen; denn sie werden Legion sein.

Der Diabetes grassiert wie eine Volksseuche; beinahe monatlich offenbart sich mir ein Bekannter oder Verwandter als Neu-Diabetiker. Eine amtliche Statistik gibt es nicht, weil diese Krankheit nicht meldepflichtig ist. Vorsichtige und fundierte Schätzungen gehen auf 400 000 bis auf 500 000 im Bundesgebiet; über 10 000 in Westberlin und entsprechend viel in Ostberlin und in der Zone, obgleich dort die Ernährung weniger üppig als im Westen ist. (Übrigens war auch Nuschke Diabetiker und ist den normalen Diabetikertod gestorben, nämlich den Herztod.)

Und nun zum Wichtigsten: zum Dank an Sie und Dr. Knoche für die Publikation der Trenn-Kost-Artikel, wofür es mir, wie Sie begreifen werden, an Worten, die mir sonst geläufig zu Gebote stehen, diesmal fehlt.

Man muß so schrecklich gelitten haben wie ich, um sich von meinen Gefühlen eine Vorstellung machen zu können. Seit Jahren nur noch in Gedanken an das „Suicidum" und nun: die Erde hat mich wieder! In Gedanken habe ich tausendmal diesen Brief an Sie geschrieben, wollte aber immer noch prüfen; denn ich bin selbstkritisches Arbeiten gewöhnt. Nun aber steht der Teilerfolg doch fest, und der ist so groß, daß ich bereit wäre, mich mit ihm zu begnügen.   K. K., Berlin

Dieser Fall ist ein Beispiel für viele. Ein geschädigter Körper kann eine Mahlzeit, bestehend aus **einem** konzentrierten Nahrungsmittel leichter verdauen. Durch die erleichterte Verdauungsarbeit kann sich das erkrankte Organ erholen.

Einen auch für Laien nachvollziehbaren Beweis für die Richtigkeit der Hayschen Auffassung liefern vorzüglich die Nieren- und Zuckerkranken, deren Ausscheidungen Kontrollen unterliegen. Laborwerte ergaben in unserer Klinik eindeutige Behandlungserfolge.

Ergebnis einer wissenschaftlichen Prüfung der Trenn-Kost:

1. Durch Trenn-Kost verbessert sich die Verdauung der Nahrung (Zabel).
2. Die Trenn-Kost entspricht dem biologischen Leberrhythmus, da mittags die Eiweißmahlzeiten und nachmittags die Kohlenhydratmahlzeiten empfohlen werden (Nobelpreisträger Forsgren).
3. Die Trenn-Kost verhindert die schädliche Überpositivierung einer Mahlzeit. (Nach Hauswirth und Kracmar ergeben Kohlenhydrate und Eiweißstoffe jeweils für sich positive bioelektrische Potentiale. Mischt man Kohlenhydrate und Eiweißstoffe nun in einer Mahlzeit, so addieren sich diese Potentiale der beiden Nahrungsstoffe.)

Immer wieder bestätigte Vorzüge der Trenn-Kost sind:

1. Trenn-Kost bringt eine sehr gute Entwässerung und dadurch Entlastung von Nieren, Herz und Kreislauf.
2. Trenn-Kost verstärkt die Wirkung von Herzmitteln und anderen Medikamenten, so daß man deren Dosis verringern kann.
3. Trenn-Kost normalisiert das Gewicht.
4. Trenn-Kost verringert die Ermüdung nach der Mahlzeit.
5. Trenn-Kost erhöht die Leistungsfähigkeit der Sportler und verkürzt die Erholungsphasen.

Erläuterungen zum Elektroneural-Somatogramm nach Croon

Während das EKG (Elektrokardiogramm) einen Teilausschnitt des menschlichen Körpers (das Herz) erfassen kann, gibt das Elektroneural-Somatogramm nach Croon einen Überblick über den gesamten Körper.
Die Grundlagen der Elektroneuraldiagnostik und -therapie beruhen auf elektrischer Meßmethodik ganz bestimmter Punkte der Körperoberfläche, Reaktionsstellen nach Croon genannt. Bei der Therapie werden nur die Punkte behandelt, die außerhalb der Norm liegen.
Beim gesunden Menschen bewegen sich die Meßwerte in einem engen Meßbereich (zwischen 30 und 50 kΩ = Kiloohm).
Diese Meßwerte werden auf einer Kurve automatisch aufgezeichnet. Man nennt diese Kurve Elektroneural-Somatogramm.

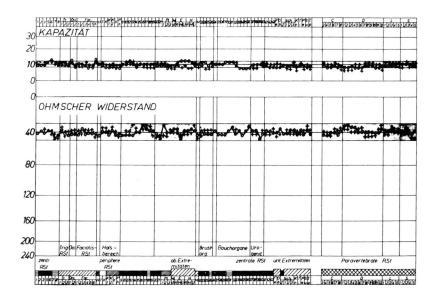

Abb. 2: Gesundes 12jähriges Mädchen. Alle Meßwerte liegen im Normalbereich. Bei krankhaften Geschehen ändern die Reaktionsstellen ihre elektrischen Werte.

Die Abweichungen von der Norm – als Ausdruck einer gestörten Körperfunktion – können durch ein Behandlungsgerät, dem Test entsprechend, gezielt behandelt werden. Durch diese dosierbare elektrische Behandlung kann man die Reaktionslage des Patienten beeinflussen.

Es werden Heilungsvorgänge durch Selbstregulation des Körpers ausgelöst, die durch Zwischentests kontrolliert werden können. Der Verlauf der Kurven gibt dem Arzt Hinweise auf den Gesundheitszustand des Patienten. Die Elektroneuralmethode ist bei allen gestörten Körperfunktionen wie z. B. Kreislauferkrankungen, Stoffwechselerkrankungen, Unfallfolgen, vegetativer Dystonie, Migräne und Kopfschmerzen, rheumatischen Erkrankungen, Wirbelsäulenerkrankungen, Bandscheibenleiden, Organstörungen, Schlaganfällen und bestimmten anderen Lähmungserscheinungen eine sehr zu empfehlende zusätzliche Behandlungsmethode, die die Wirkung der Hayschen Trenn-Kost in sinnvoller Weise ergänzt.

Die in diesem Buch aufgeführten graphischen Darstellungen bezeugen die Besserung im Krankheitsgeschehen der Patienten allein durch die Anwendung der Hayschen Trenn-Kost. Das Zusammenwirken dieser Kostform mit der Croonschen Therapie intensiviert und beschleunigt die Besserung der Reaktionslage und damit die Heilungsvorgänge im Körper, wie an über 100 000 Fällen allein in meiner Klinik nachgewiesen werden konnte. Durch die Elektroneuraltherapie kommt es zu einer verbesserten Ernährung der Zelle, zu einem verbesserten Stoffwechsel (Ausschwemmung von Ödemen) und zu einer Verbesserung des peripheren Kreislaufs (Entlastung des Herzens).

Blutende Magengeschwüre und fieberhafte Erkrankungen eignen sich nicht für die Elektroneuraltherapie.

Will man die Elektroneuraldiagnostik und -therapie allgemein verständlich erklären, so könnte man (nach *Groddek*) feststellen, daß die Berührung der Haut mit der Telegraphie vergleichbar ist. Ein elektrisch gereizter Hautpunkt würde dem Ort entsprechen, wo das Telegramm aufgegeben wird. Von dieser Aufgabestation aus wird die Depesche – die Empfindung – durch den Draht – den Empfindungsnerv – einer Zentrale – dem Gehirn – übermittelt und von dieser an das Erfolgsorgan – den Muskel, durch den Bewegungsnerv – weiterbefördert.

Man muß sich dabei vergegenwärtigen, daß die Drähte zu und von der Zentrale in einem und demselben Kabel liegen, und daß der Empfindungsnerv niemals für Vermittlung von Willensaktionen benutzt wird und umgekehrt der Bewegungsnerv nie für Empfindungen.

Das Gehirn selbst ist in Bezirke für die einzelnen Körperteile eingeteilt, so daß beispielsweise alle Wahrnehmungen des Auges zu einer bestimmten Stelle des Gehirns gehen, alle Empfindungen des Armes oder des Beines zu einer anderen.

Ist die Gehirnrinde, die die Gesichtseindrücke wahrnimmt, zerstört, so formt sich im Auge noch das Bild der Gegenstände, es wird aber nicht mehr gesehen, der Patient leidet an einer sogenannten Rindenblindheit.
Ist das Armzentrum funktionsunfähig, so können Bewegungen im Arm nicht mehr willkürlich ausgeführt werden. Entzündungen oder andere Erkrankungen können Ursache für Störungen aller Art sein. Die Lähmung der Muskulatur oder die Empfindungslosigkeit irgendeines Körperteils kann ebensogut durch Unterbrechung der Leitung wie durch eine Störung des Zentralorgans bedingt sein. Die Untersuchung mit dem Croonschen Gerät gibt Hinweise, wo sich der Herd des Krankheitsgeschehens befindet. So ist z. B. die Kurve eines Multiple-Sklerose-Kranken deutlich von vegetativen Kurven unterscheidbar.
Multiple-Sklerose-Kranke sind gut mit dem Croonschen Gerät zu therapieren und können damit den Krankheitszustand lange auf dem gleichen Stand halten, vorausgesetzt, daß sie beruflich nicht allzusehr belastet werden. Auch auf den Rollstuhl angewiesene MS-Kranke können durch diese Therapie ihr Los erleichtern und manchmal bessern.
Ähnlich wie diese Erkrankungen reagieren auch Lähmungen nach Schlaganfällen auf diese Therapie, wenn man sie bald danach behandeln kann.
In jedem Falle lohnt sich dieser Versuch mit der Croonschen Therapie, ehe man aufgibt, weil mit den üblichen Mitteln nichts zu erreichen war.
Da das Somatogramm dem Arzt Hinweise auf Herde und Störungen schon im Frühstadium zu erkennen gibt, hat er die Möglichkeit, noch andere therapeutische Maßnahmen mit größeren Erfolgsmöglichkeiten gezielt anzuwenden.

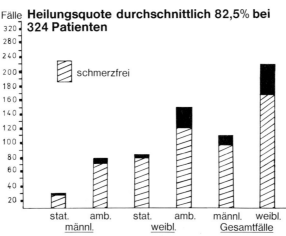

Abb. 3: Schmerzlinderung bei LWS-Syndrom mit Elektroneuraldiagnostik und -therapie nach Dr. Croon

110 Elektroneural-Somatogramm nach Croon

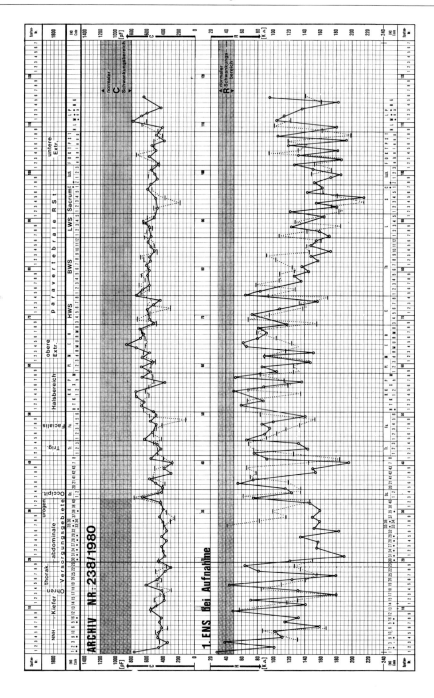

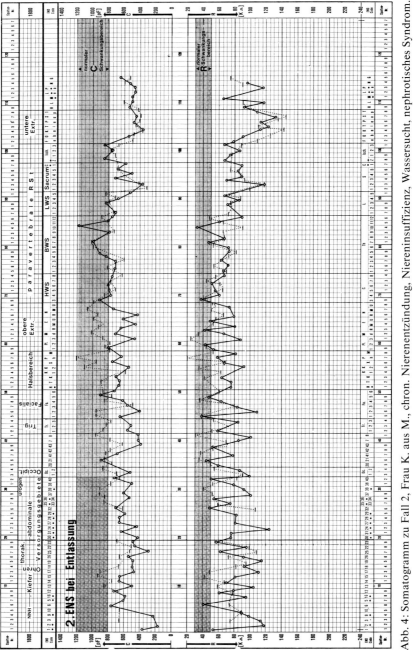

Abb. 4: Somatogramm zu Fall 2, Frau K. aus M., chron. Nierenentzündung, Niereninsuffizienz, Wassersucht, nephrotisches Syndrom.

Elektroneural-Somatogramm nach Croon

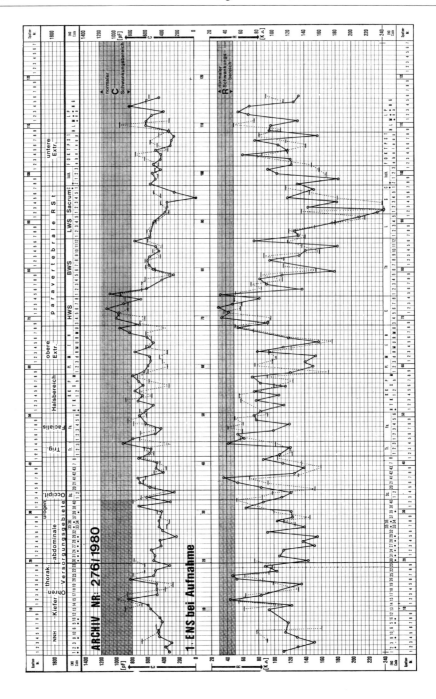

Elektroneural-Somatogramm nach Croon 113

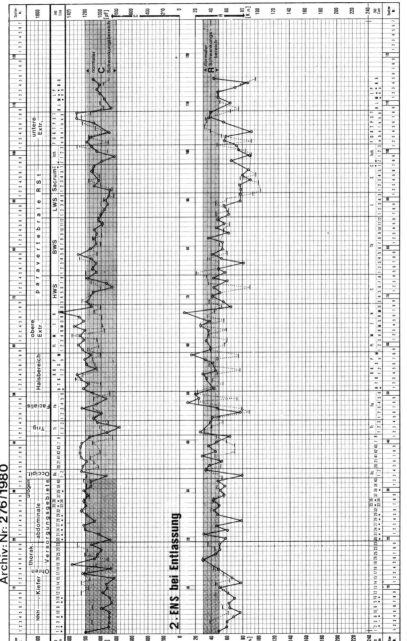

Abb. 5: Somatogramm zu Fall 3, Herr R. aus L., Fuß-, Knie-, Gelenk- und Rückenschmerzen.

114 Elektroneural-Somatogramm nach Croon

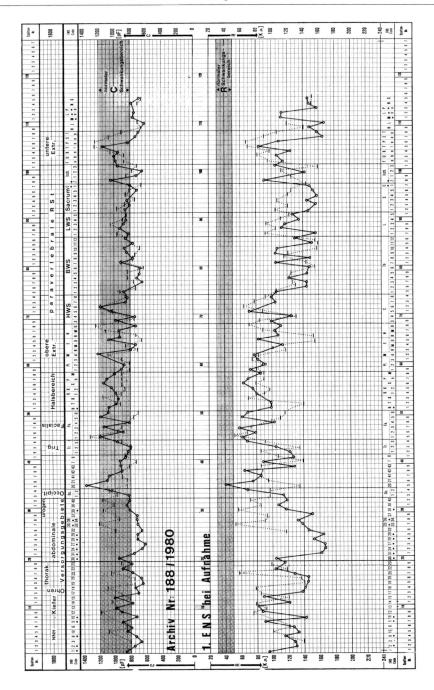

Elektroneural-Somatogramm nach Croon 115

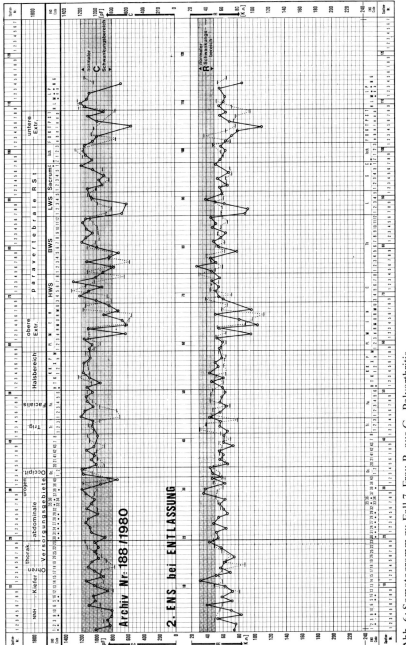

Abb. 6: Somatogramm zu Fall 7, Frau R. aus G., Polyarthritis.

Literatur

Berg, R.: Vollwerternährung für Mutter und Kind. 5. Auflage.

Berghoff: Bericht über den 4. Weltkongreß für prophylaktische Medizin und Sozialhygiene. Zeitschrift für ärztliche Fortbildung. **51**, 1 (1962).

Brecht, E.: Deine Ernährung ist Dein Schicksal. Brecht Verlag, Karlsruhe 1985.

Brenner, B. el al.: Dietary Protein Intake and the Progressive Nature of Kidney Disease N. Eng. Journal Med. **307**, 632 (1982) No. 11.

Ganter, G.: Darmentzündung und Darmgeschwüre. Neue dtsch. Klin. 8: 458.

Guttentag, O. E.: Nierenerkrankungen. Nephrosen. Neue dtsch. Klin. 8: 141 u. 142.

Hauswirth und *Kracmar:* Über die bioelektrische Natur der Nahrung. Erfahrungsheilkunde **6**, 15 (1958) Karl F. Haug Verlag, Ulm.

Hay, W. H.: A New Health Era. Pocono Haven. Pa. (Textproben übersetzt von *Ilse Walb*).

Heintze, Th.: Die Haysche Trenn-Kost bei chronischen Nierenerkrankungen. Ärztezeitschrift für Naturheilverfahren. Nov. 1990.

Heintze, Th. (unter Mitarbeit von *M. Heintze* und *S. E. Lienert*): Wie bringt man Kindern gesunde Ernährung bei. Ärztezeitschrift für Naturheilverfahren. Februar 1991.

Holtmeier, H. J.: Diät bei Übergewicht und gesunde Ernährung. 8. Auflage. Georg Thieme Verlag. Stuttgart 1986.

Ihle et al.: N. Eng. J. Med. 321 (1989) 1773.

Klahr, S. et al.: The Progression of Renal Disease. N. Engl. J. Med. **318**, 25 (1988) 1657.

Knapp, A.: Ein Querschnitt durch die neueste Medizin, dargestellt von ihren Schöpfern (Dtsch. Ärztebl. 69, 51). Lehrbuch der speziellen pathologischen Physiologie für Studierende und Ärzte, Gustav Fischer Verlag. Jena.

Kollath, W.: Die Ordnung unserer Nahrung. 14. Auflage. Karl F. Haug Verlag. Heidelberg 1988.

Krishna, G. G. et al.: Protein-induced glomerular hyperfiltration: Role of hormonal factors. Kidney International. 33 (1988) 578-583.

Lutz, O.: Einfluß der Nahrung auf die Harnazidiät. Z. exper. Med. 4/6.

Menzel: Therapie unter dem Gesichtspunkt biologischer Rhythmen. Ergebnisse der physikaldiätetischen Therapie, Band 5. Steinkopf, Dresden und Leipzig 1955.

Medical-Tribune: Stoffwechselfaktoren hemmen antibakterielle Aktivität der Lunge. 4 (1967).

Redel: Cesra Baden-Baden, 7, 3/4 (1960).

Reinstein: Der kranke Darm. Sanitas-Verlag. Bad Wörishofen.

Reitz, A.: Nahrungsmittel. Alemannen-Verlag. Stuttgart.

Sander, F. F.: Der Säure-Basen-Haushalt des menschlichen Organismus. 2. Auflage. Hippokrates Verlag 1985.

Straub, H.: Azidose. Neue dtsch. Klin. 1:125 u. 127.

Walb, L.: Revolutionäre Erkenntnisse in der Gesundheitsführung. Münchner Medizinische Wochenschrift 51 (1940).

Walb, L.: Rheumaprobleme des Praktikers einst und jetzt. Erfahrungsheilkunde 457 (1956).

Walb, L.: Verhinderung der chemischen Gleichgewichtsstörung. Medizin heute. **8**, 1 (1959).

Walb, L.: Prophylaxe allergischer Krankheiten. Medizin heute. 11 (1961).

Walb, L.: Nierenerkrankungen und ihre Prophylaxe. Erfahrungsheilkunde, 10 (1962).

118 Literatur

Walb, L.: Über den Einfluß sinnvoller Ernährung. Erfahrungsheilkunde **13**, 9 (1964).

Walb, L.: Die Haysche Trenn-Kost. Physikalische Medizin und Rehabilitation **8**, 6 (1967).

Walb, L.: Über die Wirkung der Trenn-Kost, besonders bei Nierenkrankheiten. Diaitia 6 (1967).

Walb, L.: Die Elektroneuraldiagnostik und -therapie nach CROON und die Bedeutung objektiv gemessener Daten für gestörte Körperfunktionen. Physikalische Medizin und Rehabilitation **9**, 7 (1968).

Walb, L.: Einfache Diätetik für den Praktiker – Erfahrungen mit der Hayschen Trenn-Kost. Der Landarzt, Zschr. f. Allg. Med. **44**, 29 (1968) 1434 ff.

Walb, L.: Über die Wirkung der Trenn-Kost bei Diabetes. Physikalische Medizin und Rehabilitation **10**, 10 (1969).

Walb, L.: Messung des Zeitverhaltens des elektrischen Widerstandes und der Kapazität von Haut- und Reaktionsstellen im Tierversuch. Physikalische Medizin und Rehabilitation **11**, 1 (1970).

Walb, L.: Die Elektroneuraldiagnostik und -therapie nach CROON. Physikalische Medizin und Rehabilitation **14**, 9 (1973).

Walb, L.: Elektro-Diagnostik in der Praxis. Erfahrungsheilkunde **24**, 4 (1975).

Walb, L.: Diät in der Herztherapie. Physikalische Medizin und Rehabilitation **17**, 8 (1976).

Walb, L.: Kurzreferat über das Croonsche Verfahren. Physikalische Medizin und Rehabilitation **18**, 6 (1977).

Walb, L.: Diskussionsbeitrag zum Thema: Viele Diätkonzepte – woran soll sich der Arzt in der Praxis halten? Physikalische Medizin und Rehabilitation **18**, 8 (1977).

Walb, L.: Entschlackung mit Trennkost – 20jährige Erfahrung. Physikalische Medizin und Rehabilitation **21**, 6 (1980).

Walker et al.: Lancet 2 (1989) 1411.

Neuere Sonderdrucke über Trenn-Kost und Elektroneuraltherapie nach CROON von Dr. Walb werden Ihnen auf Wunsch von der Klinik Dr. Walb zugesandt.

Klinikanschrift

Klinik Dr. Walb
Am Hohen Berg 20
35315 Homberg/Oberhessen
Telefon 0 66 33 / 18 20

Verwendete Abkürzungen

EL = Eßlöffel
TL = Teelöffel
BE = Broteinheit
kcal = Kilokalorien
KJ = Kilojoule

Notizen

Notizen

Notizen

Notizen

Notizen

Notizen

Notizen

Notizen

Notizen